子どもウェルビーイングとひびきあう

権利、声、「象徴」としての子ども

山口有紗

明石書店

子どものウェルビーイングとひびきあう｜目次

序章

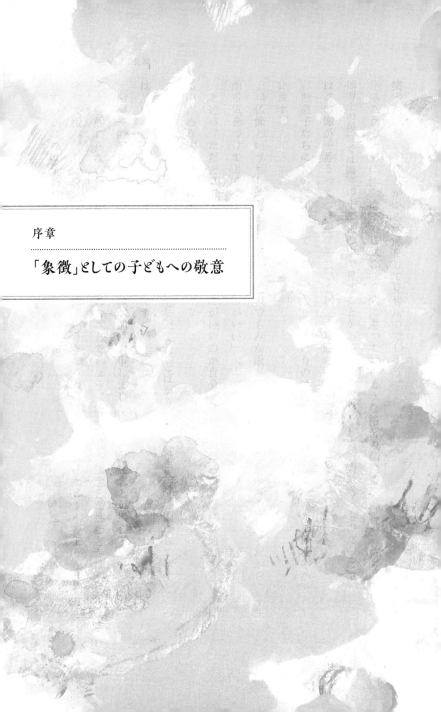

「象徴」としての子どもへの敬意

わたしは児童精神科医として、地域の児童相談所や、子どもの健康にかかわる研究機関や、行政のアドバイザーなどの仕事をしています。

わたしが児童相談所の一時保護所でかかわった子どもたちは、こんなふうに伝えてくれました（以下、子どもの言葉や具体的な例を記載している部分については、個人の特定ができないように、細部を調整したり、複数の例を組み合わせたりしています）。

「子どもって価値がないんでしょ。だって何も生産していないから」
「子どもの権利って聞いたことはある。でも肝心なところに、権利はないっていうか」

ある小学生のお子さんが、学級文庫を燃やしたということで、「こころの病気」ではないかと周囲の大人が心配して、児童精神科の外来にやって来ました。その方は小学校の中学年から進学塾に通い、朝5時半から夜の11時まで、勉強でぎっしりのスケジュールを過ごしていました。対話の中でその子の「願い」を聴くと、ためらいながら教えてくれました。

「公園で、遊びたい。今年、まだ2回しか公園で遊ぶ時間がなかった」

一人の思春期のお子さんは、家出をして繁華街で補導されました。腕と太腿《ふともも》には多くのリストカット跡があり、たくさんの薬を飲むこともあると言います（オーバードース、過量服薬などと呼ばれることもあります）。そうしたことをしている背景について、その子が教えてくれた言葉です。

「助けてって言っても、何も変わらなかった。自分でなんとかするしかないと思った」

すべての子どもは、そこにいるだけで、かけがえのない価値があります。誰でも、心身ともに安全を守られて、安心して育つことができます。自分の好きなことを大切にしたり、学んだり、遊んだり、休んだりすることができるし、自分が感じていることを自由に表現して、それが受け止められたり、自分の声が自分自身の生活に影響を与えることを、日々感じたりすることができます。このような子どもの基本的な権利のひとつひとつが保障されていくことが、子どものウェルビーイングにつながっていきます。子どもたちは「いま」「ここ」を生きている存在であり、子どもたちの時間や願いは、未来のための資源ではありません。

けれども実際には、安全や安心の中にいることが難しい子どももいます。自分の好きなことを否定されたり、日々の遊びや冒険の時間が将来のためという名目の競争にとってかわられたり、声を発することを「言っても意味がない」とあきらめていったりする子どもに、わたしはたくさん出逢いました。

これまで、公衆衛生の知識を持った児童精神科医として、日々子どもたちと対話をする中で、子どもにとってのウェルビーイングとは何か、それをかたちづくる要因は何か、ということにずっと関心を持ちながら、臨床や研究を行ってきました。

「どうして子どもにかかわる仕事を続けているんですか。モチベーションはなんですか」と尋ねられることがあります。「子どもがお好きなんですね」と言われることもしばしばあります。けれども、誤解を恐れずに言えば、子どもが好きとか可愛いからとかいうことは、自分にはいまひとつピンとこないというのが本音です。そこにあるのは、「子ども」という象徴的な存在への敬意なのかもしれません。大人だってみんな昔は子どもだったけれど、育つ過程で失ってきたかもしれない鋭く柔らかな感性や、気持ちの向くことに熱中できる力や、自然や宇宙のそばにある力、ジャッジや判断の前にこころが動くこと。そうしたものをいままさに持っている人たちへの尊敬と懐かしさ、ある種の羨望なのかもしれません。子どもをパートナーとすることで、子どもの感性と大人の感性とが呼応して、この社会に本当に大切なものが紡ぎ出されるのではないかという願いが、わたしの中にあるように思います。

いま日本では、子どもの育ちを社会で支えるための動きが活発化しています。2023年にはこども基本法が施行され、こども家庭庁が発足しました。特に、「子どもの声を聴き、子どもの視点を中心にして子どものことを決めていこう」という機運が、公的にも民間でも高まっています。この動き自体は、とても素晴らしいことだと思います。

一方で、心配していることもあります。子どものウェルビーイングや最善の利益について、そしてその基盤となる子どもの権利について十分に社会的な認識を共有しないままに、「声を聴く」という手段だけが先行してしまうことには不安があります。そうすると、子どもの声が大人にとって必要な情報を得るためだけの限定的な意味で使われてしまったり、一部の子どもの言語的な表出だけが子どもの声のすべてのようにとらえられてしまったり、子どもたちに十分なフィードバックがなされなかったりと、声を聴くことが逆に子どもの最善の利益とは遠ざかる方向に働いてしまう可能性があるからです。

本書では、子どもの持つ力への敬意を基盤として、すべての子どもの権利が尊重され、ウェルビーイングが実現する社会に必要なことを眺めたうえで、あらためて、子どもの声を聴きながら最善の利益を実現するとはどういうことかについて考えてみたいと思います。

まず、第1章では、そもそも子ども時代はなぜ大切かについて立ち戻って考えます。子どもの脳の発達や、子ども時代の体験や環境が人生を通した心身・社会的な健康に与える影響についてのこれまでの科学的な研究を紹介します。

第2章では、子どものウェルビーイングを構成する要素について、エコロジカルモデルという視点をみなさんと共有しながら眺めていきます。

第3章では、子どもの発達を、アタッチメント、神経発達特性、トラウマの視点でとらえ、発達の土台を整理します。アタッチメントの不安定さや発達のユニークさ、トラウマがあったときに周囲にできることについて整理し、トラウマインフォームド・ケア、さらに、ケアする人のケアについても触れます。

第4章では、子どものこころの健康とは何か、最近の国際的な動向も踏まえながら、みなさんと一緒に定義しなおしていきます。「死にたい気持ち」の受け取り方や、政策とのかかわりについても触れました。

第5章では、子ども時代のリスクを減らすことを重視するアプローチから、いかに子どもの力に焦点を当て、レジリエンスを支えるかということに視点を転換しました。ここでの「レジリエンス」は個人の力だけではなく、環境のしなやかさや周囲との関係性・調和に着目したものです。

第6章では、子どもの声を聴くことの本当の意味や、その多様な声と共にあることがいかに子どものレジリエンス、あるいは社会全体にとってのレジリエンスとなりうるのかということについて論じます。さらに、子どもの声を聴く具体的な方法について、見失われがちなことに言及しながら考えたいと思います。

第7章では、第6章までの話をまとめ、すべてを子どもの権利の視点であらためてとらえなおすことを試みました。

そして最後に、わたしがいま抱いている「子ども」像、すなわち子どもを「象徴」としてとらえていることについてあらためて言及し、結びとしたいと思っています。

この本を手に取ってくださったすべてのみなさんと、いつもさまざまなことを教えてくださる子どもたちに、こころからの感謝を込めて。

Column

中卒のホステスが児童精神と公衆衛生の学び手になるまで

　わたしは高校を卒業していません。中学の終わりに、うつや摂食障害、家庭内暴力や希死念慮の中にいたわたしは、精神科への入院を経てなんとか高校に進学しますが、生活の中で安心することが難しく、高校は中退しました。その後、家庭を出て一人暮らしを始め、しばしの引きこもり生活をしていました。そのころは窓から差す光すら怖く、ガムテープで必死に目張りをしていたのを覚えています。2001年の同時多発テロに大きな衝撃を受けたわたしは、引きこもりのくせに海外に飛び出すという極端な選択をして、ロンドンのインド人病院などで、いろいろな障害のある方たちと、折り紙やヨガなどをしていました。当時18歳ごろのことです。そこから、日本に帰ってきて、中卒ではなかなか職が得られなかったことや居場所がほしかったこともあって、夜の仕事を始めます。京都の高級クラブでホステスとして働きながら、昼間は児童養護施設でボランティアをしたり、中学校で別室登校の子どもとかかわったりしていました。

　そのころから、わたしがやりたいと感じていることは大きく変わっていません。精神科の病棟で、あるいは待合室で知りあった子どもや若者。引きこもりの合間にたまに一緒に出かけるキラキラバイクの年上の青年たち。イギリスのインド人病院に通う人たちや、わたしに食事を分けてくれた移民の人たち。酔い潰れる美しいホステスさんたちや黒服のお兄さん。更衣室での打ち明け話。いろんなドロドロの中にいるように見える人たち。児童養護施設の子どもたちとの時間。退所した後にしばらくして連絡がとれなくなってしまった子たち。いろんな人に出逢いました。何か精神科の診断がついている人もいたし、不良とか問題行動とかと言われている人もいました。

けれどわたしは、その人たちがそうしたレッテルの奥にというか、それ以前に持っているあたたかさや優しさ、世界へのまなざしの一部を知る機会にも恵まれました。それと同時に、例えば貧困や暴力や剝奪、ある種の孤立、などのさまざまな苦しさを癒すためにも見えるヒリヒリとした対処行動や関係性のようなものにも触れることが多くありました。ある人たちは、一見とてもしんどそうに見える状況から、人とのつながりや仕事やお金などによって少し楽になっていくように見えました。でも一方で、さらに暴力や剝奪や理不尽に見えるいろいろなことが重なる中で、消えていったというか、どうなったか少なくともわたしには知り得ない人たちもいました。

20歳前のわたしの中に、「どうしてこうした違いが起こるのだろうか、そもそも、どうしてこの人たちが、診断とか、不良とか不適応とかのレッテルを引き受けなくてはならないのだろう」という問いが生まれました。何がその「たまたま」を決めるのだろうということに疑問というのか、関心というのか、わかりたい・考え続けたいという強い気持ちが芽生え、いまでも、その気持ちを持ち続けているように思います。

わたしはその後、いろいろあって大検（いまでいう高卒認定）を受けて、最初の大学で国際関係とか平和とかについて学び、医学部に編入して小児科医になり、さらに児童精神と公衆衛生という専門分野を学び実践することになります。その根底には、いつも、人のウェルビーイングは決して個人の責任によるものではなく、いろいろな要因が関与してできているということへの確信と、すべての人が「たまたま」ではなく、揺らぎながらも必ずウェルビーイングな状態になることができる可能性を探したいという願いがあります。

そして、わたしは、どのようなしんどい状況にあったとしても、人は癒され、回復し、その人の中にある素敵さを開かせることができると信じています。そして、自分自身の経験としても、あるいは出逢った方を通しても、そのときに不可欠なのは、自分にとって安心で安全で、愛を持って自分を受け止め、真剣に考えてくれる存在（必ずしも人ではなくても、動物でも音楽でも自然でも場所でも）とつながることであると学びました。だからこそ、人のウェルビーイングにかかわる「いろいろな要因」の中でも特に「つながりの力」をすべての人が享受できるような世界をつくることを、人生のテーマにしているのかもしれません。

本書の中には、子ども時代を中心として、人のウェルビーイングをかたちづくるさまざまな構成要素が出てきます。中でもわたしが、子ども時代の関係性や体験、つながりが生むレジリエンスについて繰り返し強調していることには、もちろん科学的な根拠もありますが、こうしたわたしの個人的な体験に基づく強い信念があります。

わたしが生き延びてくる過程で、教えてもらったさまざまなことを、科学的に研究されてきたことの力を借りながら、本書を通して多くの読者の方と共有できたらとても嬉しく思います。

第1章

なぜ子ども時代が大切なのか

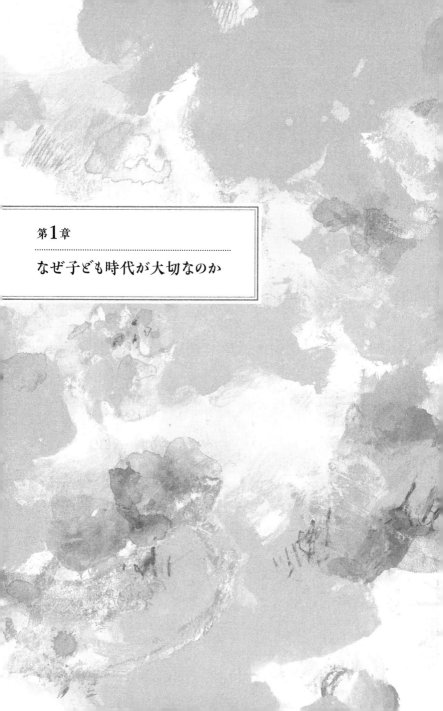

（1）子どもの脳の発達

みなさんの脳の中には、およそ900億個の神経細胞があります。それでは、生後間もない子どもの神経細胞の数は何個くらいだと思いますか？ 実は、大人とほぼ同じ数であることがわかっています。一方で、脳が機能するうえでは、これらの神経細胞同士がつながり、情報を伝達することが必要です。この脳細胞同士のつながりを「シナプス」と呼びます。新生児ではこのシナプスはわずかしかできていませんが、生後さまざまな刺激や環境にさらされる中でこのシナプスのネットワークがどんどん形成され、情報を伝達するスピードも上がっていくことで、脳は発達していくのです。

シナプスの形成は生涯ずっと続くかというと、そうではありません。シナプスの形成は生後急速に進み、1歳前ごろにピークを迎えます。そのころのシナプスの数は成人の2倍ほどとされています。生後数か月の子どもの脳の一部では、1秒間に数十万から数百万のシナプスが形成されているとも言われています。*1

わたしも子どもを育てているのですが、子どもがまだ1歳に満たないときに、自分の足を触って口に入れようとしている、昨日まで見せなかった姿を見て、「ああ、この人の中では

図表1-1　シナプスの形成

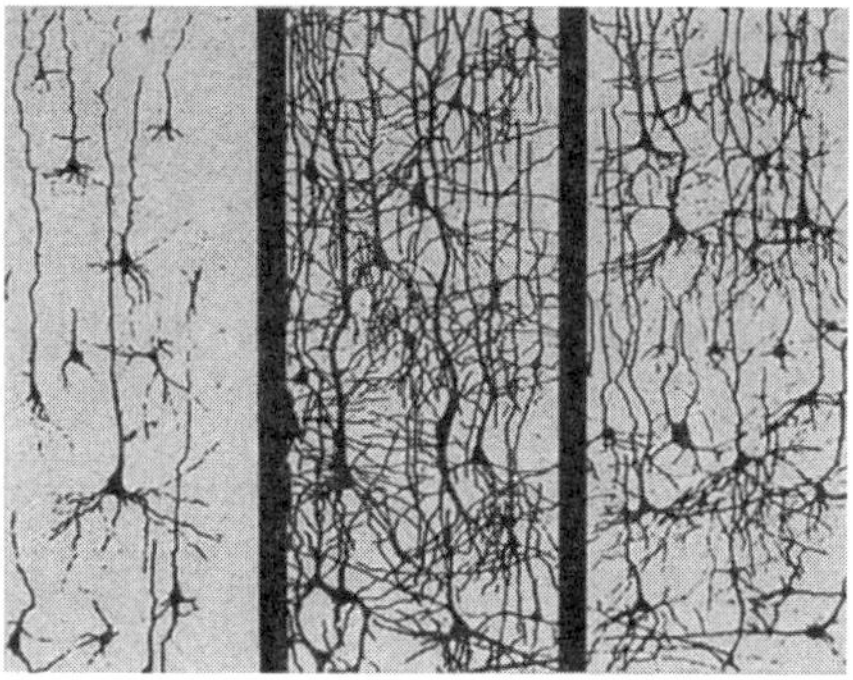

出生　　6歳　　14歳

出典）Shore, Rima. (1997). "Rethinking the brain: New insights into early development."

まさにすごいスピードでシナプスがつながっているんだ」と妙な感動を覚えたことを思い出します。1歳前にピークを迎えたシナプスはその後、発達に伴って徐々に減っていき、10歳ごろにはほぼ半分になります[*2]（**図表1－1**）。それ以降の数十年間は、シナプスの数はほぼ一定だと言われています[*3]。大人からすると、なんだか少しショックな気もしますが、同時に目の前の子どもたちが、手の届かないほどものすごい存在にも思えてきますね。

脳の神経回路の発達に伴い、子どもはさまざまな機能を獲得していきます（**図表1－2**）。

例えば、生後半年ほどで、視聴覚をはじめとした感覚が獲得され、さらに1歳をピークに言語の機能が獲得されます[*4]。さらにその後、より複雑な認知、記憶、注意、判断、情動な

図表1-2　子ども時代の脳機能の発達

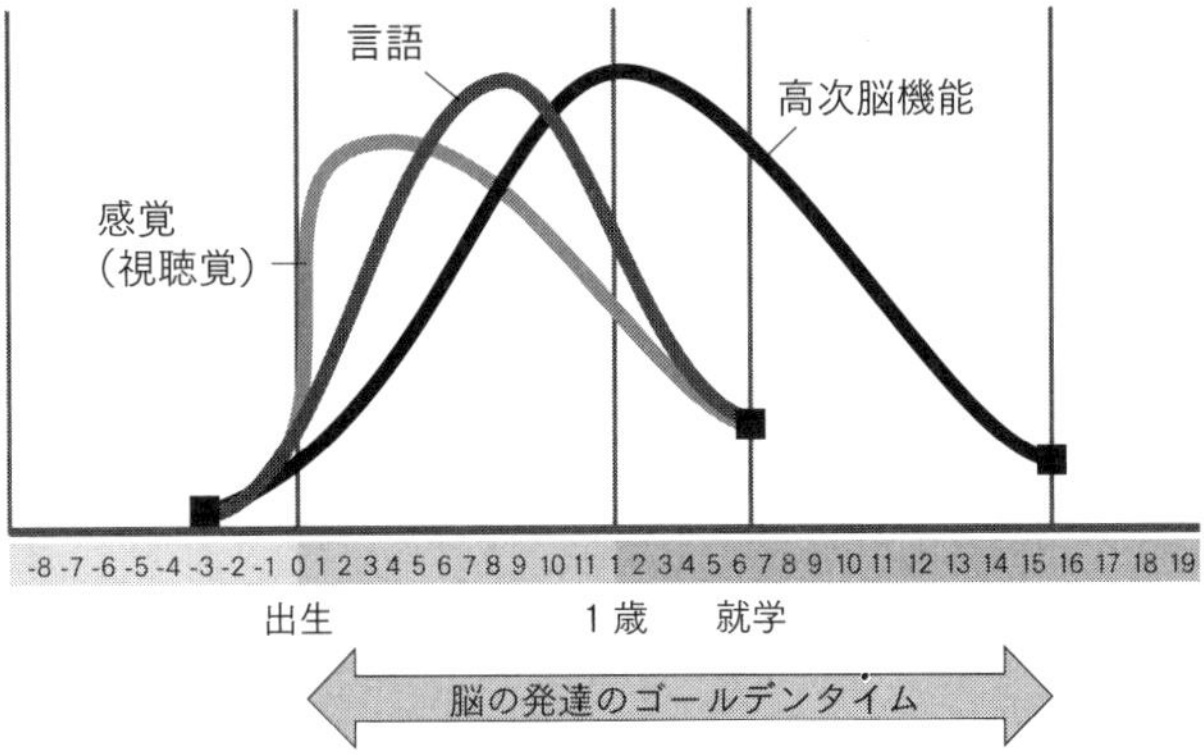

出典）Thompson et al. (2001) をもとに著者作成。

どの高次脳機能と呼ばれる機能が10代後半にかけて発達します。成人になってからもわたしたちは成長をすることができますが、脳の発達のこのダイナミックさは、どれだけ逆立ちをしても、子どもたちにはかないません。

つまり、脳科学の側面から考えると、子ども時代は脳の発達のゴールデンタイムであり、この時期にどのような刺激や環境の中にあるかが、そのときはもちろん、その後の人生にわたってもいかに重要であるかが、おわかりいただけるのではないかと思います。

Column

発達することは「喪失」かもしれない

わたしは4歳の子どもと暮らしています。小さな人と生活するのはとてもおもしろいです。大変なことや自分の不甲斐《ふがい》なさに一人反省会になることも多々ありますが、一人の人間がこの世に生まれ落ち、変化していくのを間近で見ることができるのはとても貴重な体験です（という話を知人にしたら「有紗さんはいつも観察しているんですね」と笑われましたが…）。

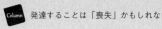

子どもがほんの短い間に、いろいろなことが「できるように」なっていくのには目を見張ります。子どものこの1年の変化を見るだけでも「わたしはこの1年なんにも成し遂げていないような気がする」と思うくらいです。でも、子どもと生活をしていて、子どもの体験として、いろいろなことが「できるようになる」ということは、ある種「喪失」でもあるのかもしれない、と教わりました。

わたしが一緒に暮らしているその子は、節目節目で「退行」します。節目というのは、例えば何かができるようになる時期とか、言葉が爆発的に増える時期とか、春などの季節の変わり目とか、トイレットトレーニングが進むときとか、そういうときです。ハイハイするようになったり、食事を食べさせてもらおうとしたり…いわゆる「赤ちゃんがえり」というのは、別に下の子どもが生まれなくても起こるのだと知って驚きました。毎回特に顕著なのは言語です。節目（と、潜在的に感じるんだろうなというとき）、子どもは喃語《なんご》というか宇宙語というか、よくわからない言葉をしばしば差し込む時期がありました。そのたびに、わたしはついイライラしてしまいます。いろんなところで、ペアレンティングについてとか、深呼吸とか、書いたり言ったりするくせに、自分の子どものことになると、とてもイライラしてしまうんですね。そして子どもに言います。「本当は話せるの知ってるよ、ちゃんと言葉でお話しして」。子どもは明らかに聞こえているのにスルーするか、ときどきじっとわたしを見て、それからまたその言葉を続ける…みたいなことが繰り返されます。

あるとき、わたしは業《ごう》を煮《に》やして子どもに「どうして話せるのに話さないの？」と尋ねました。すると、こんな応えが返ってきたのです。

「あのね…、しゃべるとね、つかれるの」

…そうか。わたしたちは、目の前の小さな人が言語で話をし始めると、言語を話す前には（それしか選択がないので）一生懸命に非言語でコミュニケーションをとることに尽力してきたことを忘れてしまうのかもしれません。子どもたちは、言語を話すようになるまでは、表情とか音とか身体の動きとか体調とかでいろいろなことを表現し、それを自分の周囲の人たちが汲み取ろうと少なくとも努力をし、身体的・感覚的な方法と言語を組み合わせて自分に還してくれる、そういうコミュニケーションの中にいたはずです。それが、言語を認識するというか獲得して外に出し始めたとたんに、それが最初は賞賛されて、そのうちに、かかわりの中で当たり前に言語を求められ、コミュニケーションの前提が、より「言語寄り」になっていく、みたいなことが起こるのです。

大人だって本当は、表出が言語寄りの人もいればそうではない人もいるだろうし、多かれ少なかれ、いろいろな種類と程度の言語以外でのコミュニケーションを持ち合わせて使っています。でも、なんとなく公的な・公式な対話は言語を介したものになりがちで、でもそれすら（そこにかかっている負荷も含めて）忘れているようにも思います。

子どもの退行が教えてくれたのは、「言葉にならないもの、言葉ではなんとなく違うような感じがするものを、わたしとちゃんと、一緒に眺めて」ということだったのかもしれません。それは、子どもであっても、大人であっても、言語を日常的に使う人も、それ以外の表現を主とする人も同じです。

「発達する」「できるようになる」ことを子どものまなざしで眺めてみたとき、それは喜びや発見であると同時に、自分の世界や自分と他者とが共有する世界とその方法を、大きく失うことでもあるのかもしれません。わたしたちが持っている、無意識のベクトル。ちょっと角度を変えてみると違う世界が見えることを、小さな人が教えてくれました。[*5]

（2）子ども時代の逆境的体験がライフコースに与える影響

†ACEsとは何か

このようなダイナミックな時期に、子どもが何を体験するかは重要です。これは脳の発達を考えれば感覚的にそうなのだろうと思うのですが、さまざまな疫学調査が、子ども時代の体験が、そのときを超えて、何十年にもわたって影響を与え続けることを証明してきました。

特によく知られているのが、子ども時代の逆境的な体験（Adverse Childhood Experiences: ACEs）がその後の人生にどのように影響を与えるかについて分析したACEs研究と呼ばれるものです。ACEsとは、子ども時代のつらい体験、例えば虐待やネグレクト、家庭の機能不全や差別の経験のことを指します（図表1－3）。ACEsとそれらがもたらす子ども時代およびその後の長期的な健康への影響については、1998年のフェリッティらの研究を皮切りとして、世界中で検証されてきました[*6]。

フェリッティらは、ACEsとして、身体・心理・性的虐待、身体的・心理的ネグレクト、親の精神疾患、親の薬物・物質依存、離婚・離別、家庭内暴力、親の投獄歴を測定し、米国で1万3000人以上の成人を対象とした大規模調査研究を行いました。その結果、

図表1-3 ACEs尺度の質問紙

Q. 18歳になるまでのあなたの人生を思い出して、以下の問いに答えてください。

1	両親もしくは家族内のその他の大人から、頻繁に、もしくは非常に頻繁に、罵倒されたり、侮辱されたり、けなされたり、屈辱を受けたりするようなことがありましたか。もしくは、身体的に傷つけられるのではないかと心配になるような行動をとられたことがありましたか。	はい	いいえ
2	両親もしくは家族内のその他の大人から、頻繁に、もしくは非常に頻繁に、突き飛ばされたり、つかみかかられたり、叩かれたり、何かを投げつけられるようなことがありましたか。もしくは、はっきりと痕がついたり怪我をしたりするほど強く殴られたことがありましたか。	はい	いいえ
3	自分より5歳以上年上の相手から、性的なやり方で体を触られたり愛撫されたり、あるいは体を触るように強要されたことがありますか。もしくは口腔、肛門、膣のいずれかで性交しようとされた、あるいは実際にしたことがありますか。	はい	いいえ
4	あなたは頻繁に、もしくは非常に頻繁に、家族の誰からも愛されていないと感じたり、あなたのことを大切に思っている、あるいは特別だと思っている人が家族の中にはいないと感じたりしたことがありますか。もしくは、家族がお互いを気遣っておらず、身近に感じたり、親しみを感じたり支え合ったりしていないと感じたことがありますか。	はい	いいえ
5	あなたは頻繁に、もしくは非常に頻繁に、十分な食べ物がなかったり、汚れた服を着るしかなかったり、誰からも守られていないと感じたことがありますか。もしくは、両親がアルコールや薬物に夢中になっていて、あなたの面倒をきちんと見たり、必要なときに医者へ連れて行ったりできないと感じたことがありますか。	はい	いいえ
6	あなたの母親（または継母）や父親（または継父）が頻繁に、もしくは非常に頻繁に、突き飛ばされたり、つかみかかられたり、叩かれたり、物を投げつけられることがありましたか。もしくは、時々または頻繁に、あるいは非常に頻繁に、蹴られたり噛まれたり、拳で殴られたり、何かで強く殴られることがありましたか。もしくは、数分以上続けて殴られ続けたり、ナイフや銃で脅されることがありましたか。	はい	いいえ
7	両親が別居したり離婚したことがありますか。	はい	いいえ
8	酒癖の悪い人やアルコール依存症の問題を抱えた人、違法な薬物を使用したり処方薬を指示とは異なる方法で服用したりするような人と一緒に暮らしていたことがありますか。	はい	いいえ
9	家族の誰かが抑うつになったり精神疾患を抱えていたり、自殺を試みたりしたことがありますか。	はい	いいえ
10	家族の誰かが刑務所に収監されたことはありますか。	はい	いいえ
11	その他、何か問題はありましたか。 （記入欄）＿＿＿＿＿＿	はい	いいえ

出典）CDC (2018) [*7] をもとに著者作成。

図表 1-4　子ども時代の体験の将来への影響

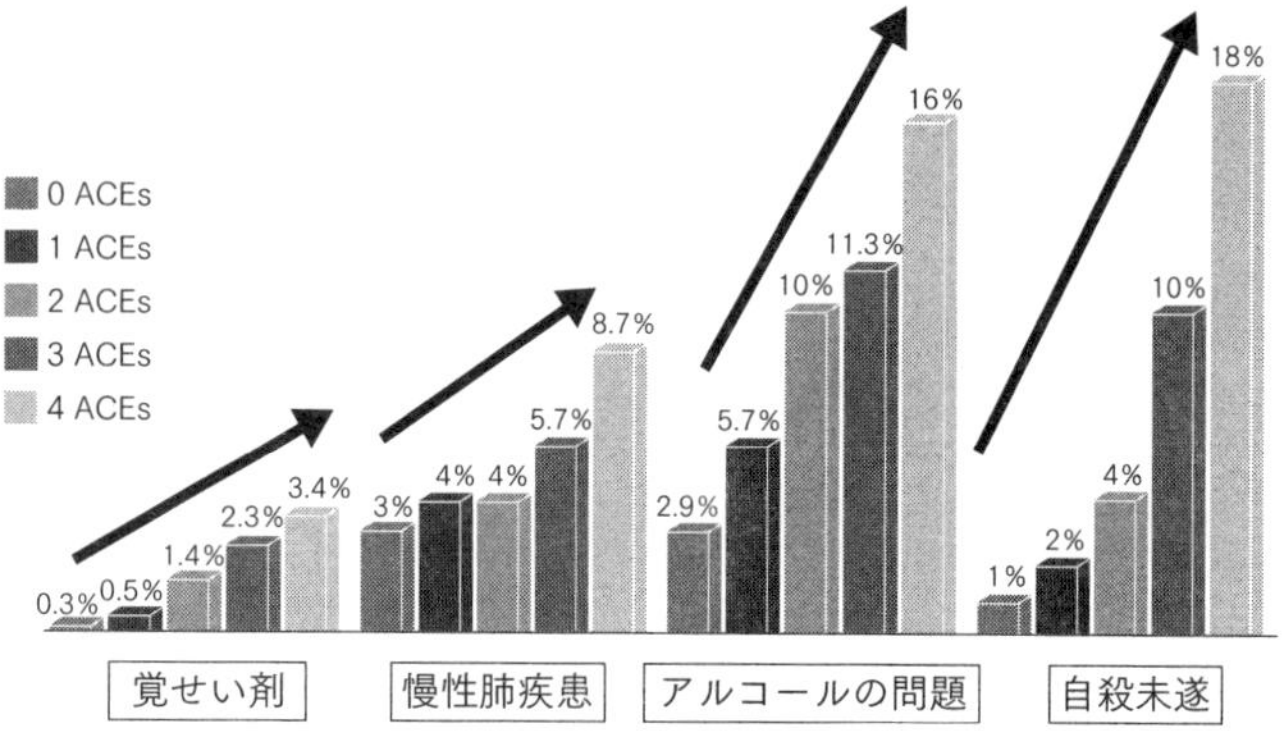

出典）Cailin O'Connor et al. (2012) *8 をもとに著者作成。

ACEsが決して稀《まれ》なことではなく、およそ半数の調査対象者が1つ以上のACEsを体験し、2つ以上のACEsを有している人も約4分の1いることが明らかになりました。この研究の対象になったのが中流階級以上の白人であったことも、「こうした体験はいわゆる脆弱な環境にある一部の人のものである」というこれまでの固定観念を覆すことにつながりました。さらに衝撃を与えたのは、ACEsが成人期の身体的および精神的な疾患（心疾患、がん、脳卒中、肥満、糖尿病、うつ、自殺企図、性感染症など）のリスクを有意に上昇させること、しかも、ACEsの数が多いほど、これらのリスクも上昇することが量的に示されたことです（**図表1－4**）。

†ACEsがライフコースに与える影響

子ども時代の逆境的体験と将来の健康への影響の研究は多くの国や地域で再現され、同様の結果が示されました。その後の研究では、虐待やネグレクト、家庭内での暴力などの子どもに直接かかわる世界での逆境的体験に加えて、経済的困窮や住んでいる地域での暴力、いじめ、差別・排除などのより大きな世界での体験や状況も考慮されるようになりました。[*9] また、脳の画像のイメージを用いて逆境の影響を目で見てわかるようにする試みや、子ども時代の逆境的な体験を「脅威」と「剝奪」という観点で整理する理論なども加わって、概念がより多様化しています。[*10]

さらに、病気や疾患を超えて、健康にかかわる行動（喫煙やアルコールの使用など）や、社会経済的機会（就学状況や学歴、就職、収入など）に与える影響も示されています。[*11] さらに、成人期を待たずして子ども時代にもすでに身体的・精神的な健康に影響を与えることも明らかになっています。[*12] ACEsに関して2016年までに発表された質の高い37論文を検証した研究によれば、[*13] ACEsが4つ以上あった人は、全くない人に比べて、心疾患・呼吸器疾患・喫煙・がんは約2~3倍、過剰なアルコール摂取は約6倍、暴力の被害にあう確率は約8倍、薬物の使用の問題は約10倍、自殺企図に至っては約30倍のオッズ比（統計学で使用する、ある事象の起こりやすさの指標の1つ）となることが示されました。

日本の研究でも、[*14] 約3割の人には少なくとも1つ以上のACEｓがあることが明らかになり、欧米に大きく遅れてではありますが、ACEｓの概念も周知されるようになってきました。一方で、国の統計を使った大規模かつ継続的な追跡調査などによるデータは不足しており、トラウマや虐待が一般的な・誰にでも起こりうるという認識が共有されていないなどの課題もあります。

また、虐待などの逆境体験の影響が世代を超えて影響を与え続ける可能性も示唆されています。例えば、虐待を受けて育った子どもが親になったときに、子どもを虐待する割合は高くなることが知られており、「虐待の連鎖」とも呼ばれます。ただし、この「連鎖」の確かさには研究によってかなりのばらつきがあります。[*15] すべての虐待を受けた人が将来虐待をするわけではないことは、何度も強調しておく必要があります。また、虐待の連鎖は決して個人だけの責任では起こりません。虐待という行為そのものだけでなく、それを取り巻く環境（例えば、貧困や孤立など）が重要であり、虐待の連鎖を個人の責任としてとらえるのではなく、環境が連鎖しないようにすることが大切なのです。

逆境体験が子ども時代を含むライフコースを通して心身の健康に影響を与えるメカニズムには、脳や免疫系、内分泌系の臓器の相互作用、遺伝子の変化、対処としての行動、社会的な要因など、多くの相互作用が想定されています。すなわち、さまざまな要因を背景にその

図表1-5　子ども時代の逆境体験がライフコースを通して影響を与えるメカニズム

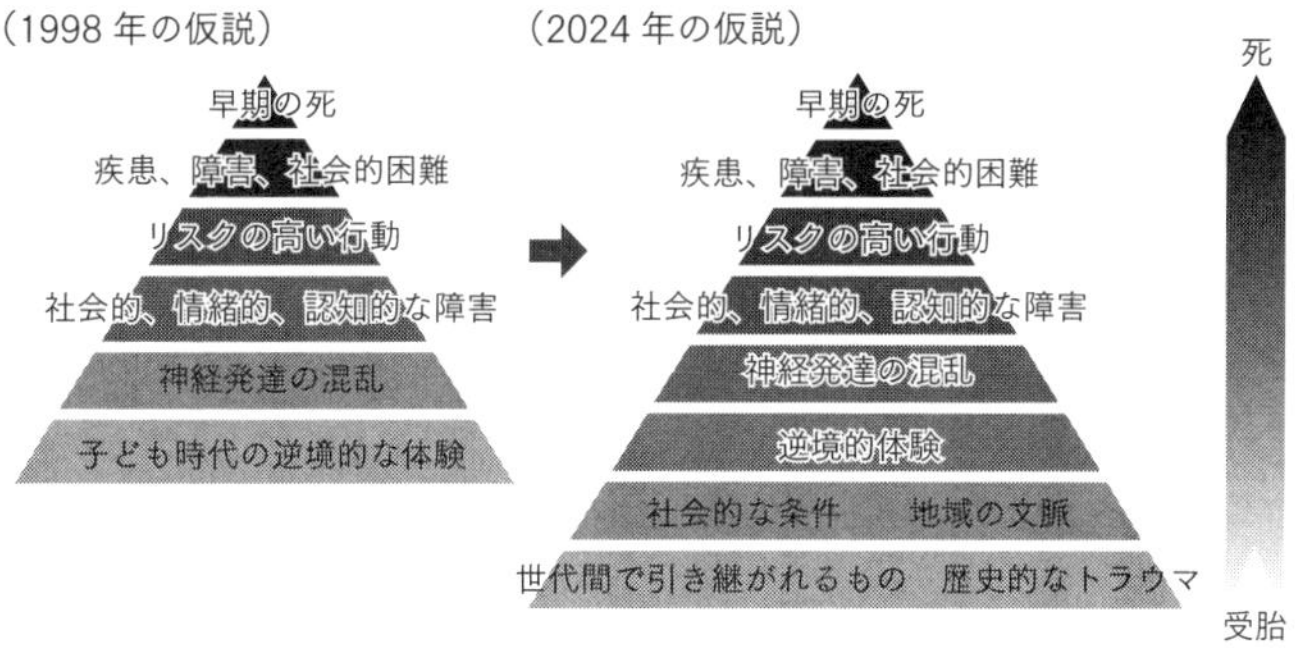

出典）左：Felitti et al. (1998), 右：About the CDC-Kaiser ACE Study. (2021)＊16をもとに著者作成。

人が逆境を体験し、それが神経発達・免疫や内分泌系に影響を与え、遺伝子の発現に変化をもたらし、その結果さまざまな心身・社会的な困難（痛み、食事や睡眠の不調、気持ちの落ち込みやいらだち、集中困難など）が起こり、それらを緩和するための対処行動として一見不健康な行動（喫煙、飲酒、過食、安全ではない性交渉など）が繰り返されることにより、疾患や機会の喪失に至る、という流れです（**図表1－5**）。

興味深いのは、当初は個人の文脈で何が起きているかということが考察されていたのが、**図表1－5**のように、次第に個人の経験のさらに背景にある社会的な要因や歴史的な背景に注目が集まってきたことです。逆境的体験は、個人のみに発端し、あるいは帰結されるものではありません。集団における逆境体験（コレクティブ・トラウマ）やコミュニティにおけるACEsというとらえ方もされるようになり、[17]子どもを取り巻く環境や状況へのアプローチが不可欠であるということが認識されるようになってきたと言えるでしょう。

ACEsの背景と同様に、ACEsが及ぼす影響も、個人に留まるものではありません。米国の試算では、子ども時代の逆境体験を予防することにより、うつ病の44％、喫煙の33％、失業の15％が予防でき、これらにかかわる社会的なコストが削減できると言われています。[18]日本ではまだこうした研究は少ないものの、虐待にかかわる社会的なコストについての研究があります。虐待のコストには直接的なもの（外傷の治療費や児童福祉施設の運営など）と間接的なもの（将来の収入、犯罪、生活保護などの保障の受給など）がありますが、これらを総合して日本全体での虐待のコストは年間1兆6000億円と数出されています。[19]ただし、日本では子どもの継時的なデータを入手することが難しく、算出に限界があることから、計上されていない経済的な負担も多いと予想されています。

こうした一連の研究は、これまで逆境体験などの傷つきの体験のとらえ方を大きく変えました。子ども時代の逆境的な体験の疫学やその影響について知り、逆境を予防したり影響を緩和したりすることが、公衆衛生的にも、人々の健康とウェルビーイングを広く保障することが明らかになったのです。このことは、後述の子ども時代のポジティブな体験やレジリエンスの研究や、第3章のトラウマインフォームド・ケアの普及にも大きな影響を与えました。

(3) 子ども時代のポジティブな体験

†ポジティブな体験とは何か

子ども時代の逆境体験が決して稀ではなく誰にでも起こりうること、さらにそれがライフコースに与える影響が可視化されたことは重要です。一方で、逆境だけに焦点を当てることは、特定の子どもや家族などにレッテルを貼ることにつながりかねません。逆境的な体験をしていても心身と社会的な健康度を保って生きている人や、よい人生を送っている人もたくさんいます。むしろ大切なのは、単に逆境を予防し逆境がなくなるだけではなく、同時に、逆境があったとしてもその後の人生への影響を緩和する「保護的な要因(protective factors)」に着目すること、さらには、逆境の有無にかかわらず、すべての子どものウェルビーイングの基盤となるような「促進的な要因(promotive factors)」を保障することです。これらを合わせて、保護因子とか、ポジティブな要因と呼びます。

そこで、ACEs研究を追うようにして、レジリエンスや保護因子に関する研究も盛んになってきました。そして社会疫学や脳科学などの多くの研究が、「関係性」と「資源」が十分にあることが子ども時代のポジティブな体験の土台となり、ライフコースを通した心身の健康とウェルビーイングにつながることを明らかにしました。[*20] 特に、受胎から最初の1000日の家庭内での「安全で継続的であたたかな関係性（Safe, Stable, Nurturing Relationships: SSNRs）」とさまざまな資源（経済的な基盤や子育て、福祉の環境など）が脳と身体の発達の基礎となること、その時期のちょうどよいペアレンティングの重要性、また、18歳までのポジティブな体験（Positive Childhood Experiences: PCEs）や、保護的体験（Protective and Compensatory Experiences: PACEs）が逆境体験の負の影響を緩衝し、あるいは逆境の有無にかかわらずウェルビーイングにつながること、などの知見は広く共有されつつあります。

それでは、具体的にはどのようなことが、子ども時代の保護的な体験と呼ばれるのでしょうか。セージらは、レジリエンスや子ども時代のポジティブな体験を、次のように、大きく4つに分類しました。[*21]

- あたたかくサポーティブな関係性
- 子どもが発達し、遊び、学習する環境が、安全で、安定し、保護的かつ公平なものであること

- 社会的なつながりが強いこと
- 社会的・情緒的な能力の高さ

また、ベテルらは、レジリエンスの尺度も参考にしながら、子ども時代のポジティブな体験（PCEs）として以下を定めています。*[22]

- 自分の気持ちについて家族と話せると感じた
- 困難なとき、家族が自分のそばにいてくれると感じた
- 地域の伝統に参加することを楽しんだ
- 高校で所属感を感じた（学校に行っていなかった人や家庭での教育を受けていた人を除く）
- 友達に支えられていると感じた
- 少なくとも2人、親以外に自分に純粋な関心を寄せている人がいた
- 家庭が安全で大人に守られていると感じた

また、モリスらは保護的・補償的体験（PACEs）として**図表1－6**のような質問項目を作成しています。*[23] PACEsは研究用として小児期を振り返るスケール以外に、PACEs

図表1-6　PACEsの質問紙

Q. あなたが成長する過程で、18歳の誕生日を迎えるまでに、以下のようなことがありましたか。

1	無条件にあなたを愛してくれる（その人が自分を気にかけてくれることに疑いを持つことはなかった）人はいましたか。	はい	いいえ
2	親友（あなたが信頼し、一緒に楽しめる人）が少なくとも1人はいましたか。	はい	いいえ
3	定期的に他者を援助したり（例：病院や保育・福祉施設、教会などでのボランティア）、コミュニティでの他者を援助するプロジェクト（例：フードドライブ、ハビタット・フォー・ヒューマニティ）をおこなったりしたことがありますか。	はい	いいえ
4	組織的なスポーツグループ（例：サッカー、バスケットボール、陸上競技）あるいは他の体育活動（例：競技チアリーティング、体操、ダンス、マーチングバンド）に定期的に参加していたことはありますか。	はい	いいえ
5	ボーイスカウト、ガールスカウト、宗教上のグループ、地域の子ども会・青年会などの、市民活動グループあるいはスポーツではない社会活動グループのひとつに、活発なメンバーとして参加したことがありますか。	はい	いいえ
6	1人あるいはグループでおこなう熱中できる芸術的／創造的、知的な趣味（例：チェスクラブ、ディベートチーム、楽器演奏あるいはコーラス、演劇、スペリング・コンテスト、読書など）がありましたか。	はい	いいえ
7	援助や助言が必要なときに、信用して頼ることのできる親以外の大人（例：コーチ、学校の先生、聖職者、近所の人、親戚）が1人はいましたか。	はい	いいえ
8	あなたの家は、いつも清潔で安全でかつ食べるものは十分にありましたか。	はい	いいえ
9	全体として、学習のために必要な資源や体験を与えてくれる学校に通学できていましたか。	はい	いいえ
10	あなたの家には、明確なルールがあり、きちんと守られていましたか。	はい	いいえ
11	上記以外のPAECsがあればお書きください。 （記入欄）＿＿＿＿＿＿＿＿＿＿＿＿＿＿＿＿＿＿	はい	いいえ

出典）Morris et al. (2018) をもとに著者作成。

Planとして、5歳以下、6歳以上18歳以下、18歳以上の3種類の、日常的に使えるスケールも作成していて、現在の状況と、目標、取り組みを記載できるようになっています。

こうして見ていくと、その子ども自身の持つ特徴だけではなく、その子を取り巻く家族などの養育者、家庭、園や学校、友人、地域社会などにどのような関係性と資源があったかが、多層的に子ども時代のポジティブな体験を構成していることが見て取れると思います。

✝ポジティブな体験のライフコースへの影響

このような体験や資源が、子どもやその子どもが成人になったときの健康とウェルビーイングに与える影響についての研究は、次々に報告されています（もちろん、もたらされる結果との因果関係にかかわらず、こうした体験は子どもの基本的な権利として当然に保障することが望まれることは書き添えておきたいと思います）。ベテルらの研究では、6188人の成人を対象に、18歳までの前述のポジティブな体験（PCEs）の数と、成人期以降の精神的不調や社会的サポートとの関係性を調査しました。

その結果、逆境体験が多い人ほどPCEsも少ない傾向があり、逆境の背景にある環境とPCEsの少ない環境には共通点があると考えられます。また、子ども時代のポジティブな経験が多いほど、たとえ逆境体験があったとしても、成人期以降の身体的・精神的不調が少なく、反対に主観的な社会的サポートが多いことが明らかになりました。[*24] 図表１－７は逆境体験が３つ以上ある人の中で、健康状態がよくない（悪い＋まあまあ）人の割合を調べたものですが、ＰＣＥｓがある人ほど、成人期の健康状態がよいことがわかります。[*25]
また、ＰＣＥｓの数が多いほど、成人期の心理社会的なサポートが受けやすく、うつは少なくなることが知られています。ＡＣＥｓと同じように、ＰＣＥｓも累積的な効果がありそうだということが言えます。[*26]
さらに、山岡らは、家庭内で、養育者が子どもに対して逆境的なかかわりをしてしまっていたとしても、それとは独立して、ＰＣＥｓの柱となるような養育者のポジティブなペアレンティングが行われている場合、逆境体験による発達などへのネガティブな影響よりも、ポジティブなペアレンティングによるよい影響の方が大きいということを示しています。[*27]
ただし、ＰＣＥｓによって逆境体験の影響が完全にキャンセルできるわけではありません。この**図表１－８**では、ＡＣＥｓの数と精神疾患の関係、さらに、それがＰＣＥｓ（子ども時代に両親や大人から受けたサポート）によってどのように変化するかを見ています。ＡＣＥｓが増えるほど、成人期の精神疾患の割合は増えています。けれども、子ども時代にサポートを受けたと感じている人は、同じ数のＡＣＥｓがあったとしても、その影響が緩和されているように見えます。しかし、それでもなお、４つ以上のＡＣＥｓがある人の精神疾患の割合は、

図表1-7　ACEsが3つ以上あっても、PCEsがあると健康への負の影響が緩和される

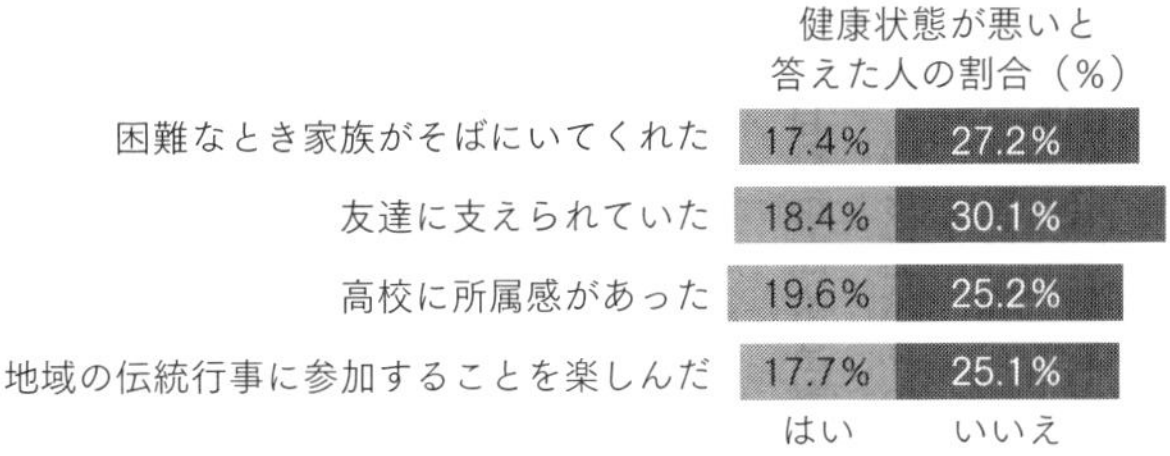

出典）Sege et al. (2017) をもとに著者作成。

図表1-8　子ども時代の対人的なサポートと大人になってからのメンタルヘルスの困難

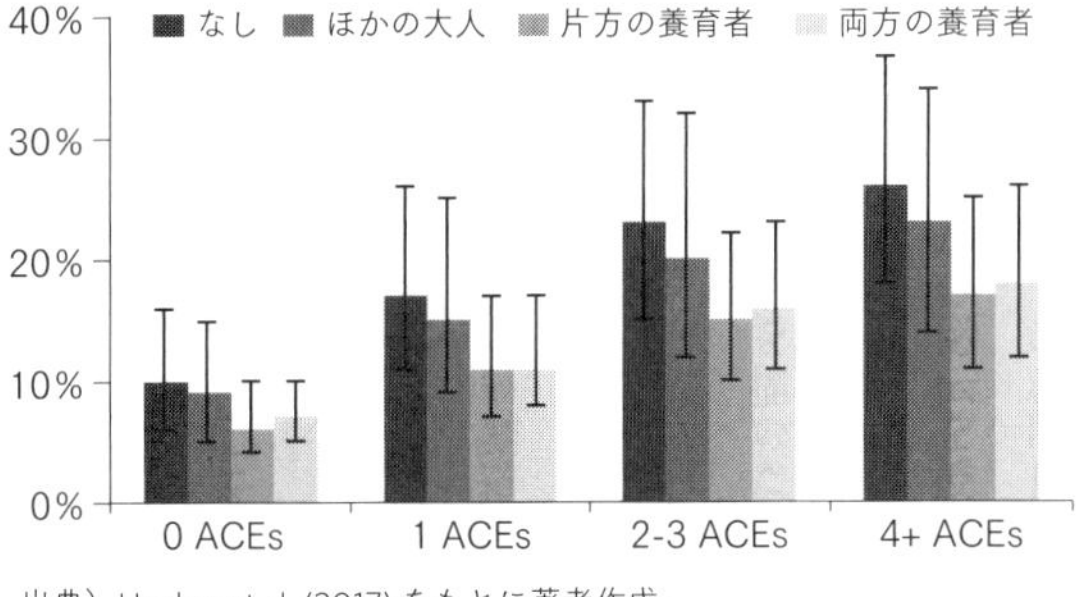

出典）Hughes et al. (2017) をもとに著者作成。

ACEsが1つもなく、大人からのサポートもない人よりも高いということが示されています。ACEsとPCEsへのアプローチどちらかだけではなく、両方が大切だということです。*28

第1章のまとめ

子ども時代は脳がダイナミックに発達する重要な時期であり、この時期にどのような環境で育ち、何を体験するかは非常に大切です。逆境的な体験、ポジティブな体験はともに、そのときだけではなくライフコースを通して、また世代を超えて、子どもの心身・社会的な健康に影響を与え続けます。逆境的な体験の予防とケアはもちろん、逆境体験のある子どもを含むすべての子どもに対して、基本的な権利として、子ども時代のポジティブな環境と関係性が保障されることが必須だと言えるでしょう。

注

*1　多賀厳太郎（2002）「ヒトの発達脳科学」『日本神経回路学会誌』9（4）、250～253頁。Eagleman, D. (2016). *The brain: the story of you.* Canongate.（大田直子訳（2017）『あなたの脳のはなし——神経科学者が解き明かす意識の謎』早川書房）

*2　Shore, R. (1997). *Rethinking the Brain: New Insights into Early Development.* Families and Work Institute.

*3　Thompson, R. A., & Nelson, C. A. (2001). Developmental science and the media. Early brain development. *American psychologist,* 56(1), 5-15.

*4　前掲注3

*5　このコラムは、『こころの科学』232号（2023年11月号、日本評論社）に掲載された「話せるようになることは喪失かもしれない」に加筆・修正を加えたものです。

*6　Felitti V. J., Anda, R. F., Nordenberg, D., Williamson, D. F., Spitz, A. M., Edwards, V., Koss, M. P., & Marks, J. S. (1998). Relationship of childhood abuse and household dysfunction to many of the leading causes of death in adults: the adverse childhood experiences (ACE) study. *American Journal of Preventive Medicine,* 14(4), 245-258.

*7　Centers for Disease Control and Prevention. (2018). Adverse childhood experiences presentation graphics. Retrieved from https://www.cdc.gov/violenceprevention/childabuseandneglect/acestudy/ace-graphics.html

*8　Cailin O'Connor; Carrie Finkbiner; Linda Watson; Wisconsin. Child Abuse and Neglect Prevention Board. Children's Trust Fund; Children's Hospital and Health System. Child Abuse Prevention Fund. (2012). Adverse Childhood Experiences in Wisconsin: Findings from the 2010 Behavioral Risk Factor Survey.

*9　Kessler, R. C., McLaughlin, K. A., Green, J. G., Gruber, M. J., Sampson, N. A., Zaslavsky, A. M., Aguilar-Gaxiola, S., Alhamzawi, A. O., Alonso, J., Angermeyer, M., Benjet, C., Bromet, E., Chatterji, S., de Girolamo, G., Demyttenaere, K., Fayyad, J., Florescu, S., Gal, G., Gureje, O., Haro, J. M., Hu, C. Y., Karam, E. G., Kawakami, N., Lee, S., Lepine, J. P., Ormel, J., Posada-Villa, J., Sagar, R., Tsang, A., Ustun, T. B., Vassilev, S., Viana, M. C., & Williams, D. R. (2010). Childhood adversities and adult

psychopathology in the WHO World Mental Health Surveys. *The British Journal of Psychiatry,* 197(5), 378-385.
Hughes, K., Bellis, M. A., Hardcastle, K. A., Sethi, D., Butchart, A., Mikton, C., Jones, L., & Dunne, M. P. (2017). The effect of multiple adverse childhood experiences on health: a systematic review and meta-analysis. *The Lancet. Public health,* 2(8), e356-e366.

*10 McLaughlin, K. A., Sheridan, M. A., & Lambert, H. K. (2014). Childhood adversity and neural development: deprivation and threat as distinct dimensions of early experience. *Neuroscience and biobehavioral reviews,* 47, 578-591.
Hughes, K., Bellis, M. A., Hardcastle, K. A., Sethi, D., Butchart, A., Mikton, C., Jones, L., & Dunne, M. P. (2017). The effect of multiple adverse childhood experiences on health: a systematic review and meta-analysis. *The Lancet Public health,* 2(8), e356-e366.

*11 CDC. (2019). *Preventing Adverse Childhood Experiences: Leveraging the Best Available Evidence.* National Center for Injury Prevention and Control, CDC.

*12 Oh, D. L., Jerman, P., Marques, S. S., Koita, K., Boparai, S. K. P., Harris, N. B., & Bucci, M. (2018) Systematic review of pediatric health outcomes associated with childhood adversity. *BMC Pediatrics,* 18(1), 83.

*13 Hughes, K., Bellis, M. A., Hardcastle, K. A., Sethi, D., Butchart, A., Mikton, C., Jones, L., & Dunne, M. P. (2017). The effect of multiple adverse childhood experiences on health: a systematic review and meta-analysis. *The Lancet Public health,* 2(8), e356-e366.

*14 Tani, Y., Fujiwara, T., & Kondo, K. (2020). Association Between Adverse Childhood Experiences and Dementia in Older Japanese Adults. *JAMA network open,* 3(2), e1920740.

*15 Bartlett, J. D., Kotake, C., Fauth, R., & Easterbrooks, M. A. (2017). Intergenerational transmission of child abuse and neglect: Do maltreatment type, perpetrator, and substantiation status matter? *Child Abuse & Neglect,* 63, 84-94.
Madigan, S., Cyr, C., Eirich, R., Fearon, R. M. P., Ly, A., Rash, C., Poole, J. C., & Alink, L. R. A. (2019). Testing the cycle of maltreatment hypothesis: Meta-analytic evidence of the intergenerational transmission of child maltreatment. *Development and Psychopathology,* 31(1), 23-51.

＊16 CDC. (2021) *About the CDC-Kaiser ACE Study*. https://www.cdc.gov/violenceprevention/aces/about.html

＊17 Hays-Grudo, J., & Morris, A. S. (2020). *Adverse and Protective Childhood Experiences: A Developmental Perspective*. American Psychological Association.（菅原ますみ・榊原洋一・舟橋敬一・相澤仁・加藤曜子監訳、松本聡子・室橋弘人・川島亜紀子・田中麻未・吉武尚美・齊藤彩翻訳（2022）『小児期の逆境的体験と保護的体験――子どもの脳・行動・発達に及ぼす影響とレジリエンス』明石書店）

＊18 前掲注11

＊19 Wada, I. & Igarashi, A. (2014). The social costs of child abuse in japan. *Children and Youth Services Review*, 46(11), 72-77.

＊20 前掲注17

＊21 Sege, R., Bethell, C., Linkenbach, J., Jones, J., Klika, B. & Pecora, P. J. (2017). *Balancing adverse childhood experiences with HOPE: New insights into the role of positive experience on child and family development*. The Medical Foundation. Accessed at www.cssp.org/

＊22 (1) felt able to talk to their family about feelings; (2) felt their family stood by them during difficult times; (3) enjoyed participating in community traditions; (4) felt a sense of belonging in high school (not including those who did not attend school or were home schooled); (5) felt supported by friends; (6) had at least 2 non parent adults who took genuine interest in them; and (7) felt safe and protected by an adult in their home.
Bethell, C., Jones, J., Gombojav, N., Linkenbach, J., & Sege, R. (2019). Positive Childhood Experiences and Adult Mental and Relational Health in a Statewide Sample: Associations Across Adverse Childhood Experiences Levels. *JAMA pediatrics*, 173(11), e193007.

＊23 A. S. Morris, A. E. Treat, J, Hays-Grudo, T. Chesher, A. C. Williamson, & J. Mendez (2018). Integrating research and theory on early relationships to guide intervention and prevention. in A. S. Morris & A. C. Williamson (Eds.), Building Early Social and Emotional Relationships With Infants and Toddlers (p.21), Cham, Switzerland: Springer.

＊24 Bethell, C., Jones, J., Gombojav, N., Linkenbach, J., & Sege, R. (2019). Positive Childhood Experiences and Adult Mental and Relational Health in a Statewide Sample: Associations Across Adverse Childhood Experiences Levels. *JAMA pediatrics*, 173(11), e193007.

＊25 前掲注21

＊26 前掲注24

＊27 Yamaoka, Y., & Bard, D. E. (2019). Positive Parenting Matters in the Face of Early Adversity. *American journal of preventive medicine*, 56(4), 530-539.

＊28 Hughes, K., Ford, K., Davies, A. R., Homolova, L., & Bellis, M. A. (2018). *Sources of resilience and their moderating relationships with harms from adverse childhood experiences*. Public Health Wales.

第2章

子どものウェルビーイングをつくるもの

(1) ウェルビーイングとは何か

ウェルビーイングという言葉を、最近よく聞くようになりました。あらためて、ウェルビーイングとはなんでしょうか。

ウェルビーイングにはさまざまなとらえ方があります。わたしは、ウェルビーイングは「こころや身体や周りとの関係、社会の中での自分の存在が、その人にとってちょうど心地よい状態、または、そこに向かう揺らぎのプロセスのこと」を指しているととらえています。また、そのためには、一人ひとりの人権が保障されていることが不可欠であると考えます。

わたしが「子どものためのウェルビーイングのヒント集[*1]」（翻訳・編集：認定特定非営利活動法人フリー・ザ・チルドレン・ジャパン）の前文に寄稿した内容の一部を、こちらにも紹介します。

みなさんが、毎日の生活の中で、大切にしていることはなんですか。
ほっとする時間は、どんなときですか。

勇気がわいたり、元気が出たりするのは、どんなときですか。

自分の気持ちのまま、笑ったり、泣いたり、できていますか。

だれといると、安心しますか。

どんな自分になりたいな、と思いますか。

世界がこんな場所であったらという願いや、そのためにやってみたいことは、ありますか。


これらのすべてのことが、ウェルビーイングそのものです。


ウェルビーイングは、ウェル（well）＋ビーイング（being）すなわち、「よい状態」で「いる・ある」ことです。

なにが「よい状態」なのかは、その人によって、また、同じ人でも、おかれた状況や、そのときどきによって、変化します。

また、だれかが「よい状態」であるというときに、それはその人のこころや身体の状態だけではなくて、その人のまわりの人との関係や、それをとりまく社会の状態がどうかということは、とても大切です。

さらに、究極的《きゅうきょくてき》にパーフェクトな状態が「よい」とも限りません。ちょっと隙間《すきま》のある、ほどほどの状態が、心地よい人もいると思います。

つまり、ウェルビーイングは、なにか決まった状態を目指すことではなくて、みなさん一人ひとりにとって、なにが「ウェル」な状態で、そしてそれがどんなふうに変化して、どんなことがあればその状態で「いる・ある」ことができるのか、について考えたり、行動したりするプロセスそのものなのです。

ウェルビーイングは、固定した状態ではなくて、変化するものです。もしも自分が「いま、ウェルではない」と思ったら、それに気がついて、変化を起こすことができます。あるいは、普段から、自分にとってそのとき心地よい状態であれるように、いろいろな方法を試したり、ウェルビーイングの「栄養」をとるように意識したりすることもできます。

つまり、ウェルビーイングは、子どもの心身の状態とそれを取り巻くさまざまな関係性や社会の中での自己感の相互作用のもとにつくられること、それは固定のものではなくさまざ

まに変化するものであり、したがってその変化のプロセスも含むものであること、そしてその基盤として人権があり、すべてに人が無条件で保障されるものであること、が大切であるとわたし自身は考えています。

(2) ウェルビーイングの構成要素

現在ウェルビーイングについては、さまざまな概念や指標が提唱されています。こうした要素や指標の中には、客観的に測定するもの（収入や健康状態の一部など）があれば、主観的な報告に基づくものもあります（満足度や、周囲の人との関係性など）。特に近年では、経済や統計の指標だけではなく、子ども自身がどのように自分の生活を経験し、感じているかという主観的なウェルビーイングの重要性も強調され、研究が進められてきています。*2

ここで、現在提唱されているさまざまなウェルビーイングの構成要素を、少しだけ眺めてみましょう。

主観的ウェルビーイングの三要素として知られているのが、生活の自己評価、気持ちや感情、エウダイモニア（人生の意味や目的としての真の「幸福」）です。*3 そのときの気分だけではなく自分の生活へのとらえ方や人生の意味などより広がりのある主観的要素が含まれています。

ここで、現在提唱されているさまざまなウェルビーイングの構成要素を、少しだけ眺めてみましょう。

比較的直接的にこうしたウェルビーイングの概念を提唱しているのが、ポジティブ心理学で有名なマーティン・セリングマン博士です。彼はウェルビーイングの要素として「PERMA（パーマ）」と呼ばれる5つのことを提唱しました。[*4] つまり、

- ポジティブ・エモーション（Positive Emotion）：ポジティブな感情
- エンゲージメント（Engagement）：何かへの没頭
- リレーションシップ（Relationship）：人とのよい関係
- ミーニングとパーパス（Meaning and Purpose）：人生の意義や目的
- アチーブメント／アカンプリッシュ（Achievement / Accomplish）：達成

が達成されていることが、ウェルビーイングには必要だそうです。彼はハッピーな状態（happiness）が人生への満足度で測定される「点」であるのに比べて、ウェルビーイングは「状況」全体であると説明しています。確かに、ポジティブ心理学で提唱されているhappinessの要素は先述の5つの要素のうちの最初の2つであることからも、ウェルビーイ

ングがより広い概念であることが理解できます。

また、一部の脳科学者たちの研究では、脳の可塑性（変化できること）に注目して、ウェルビーイングはある程度トレーニング可能であり、例えば、「自分の状態や感情に気づき調整する」「周囲やより大きな世界とのつながりに気づき、よい相互のやり取りを持つ」「感情や考えなどが自分のあり方に影響していると理解している」「人生の目的や自分の価値に気がつき、それを日常的に実現できていると感じる」などのスキルを高めることが大切だとしています。[*5]

さらに、子どもも含む、ウェルビーイングや幸福についての世界的な調査や発信を行っているギャロップ社は、ウェルビーイングを、進路（仕事に限らない）への満足、人や社会との関係性、経済的な充足、心身ともに健康な状態であること、地域社会とのつながり、の5領域に分けています。

このように、人のウェルビーイングは、その人の行動や感情、心身の健康、人生における価値観、認知や洞察を含むさまざまなスキル、周囲の人や社会との関係性や社会経済的要因など、多くの要素からつくられているのです。かつ、ウェルビーイングは固定の概念ではなく、時代の変化とともに定義や構成要素への考え方も揺らぎ変遷しながら、なにが本当のウェルビーイングかを探し続けているのが現代だとも言えるかもしれません。

子どものウェルビーイングを考えたり測ったりするときには、客観的指標と主観的指標を組み合わせることが多く、そのことは子どもたちの声を発達段階や状況に応じて適切にアセスメントをすること、子どもの声は大人以上に誘導されやすく変化しやすいものであることも踏まえると、とても大切なことだと感じます。子どもの主観的な満足度は、その子どもが「考えうる最も心地よい状態」をどうとらえているか、その背景にある子どもの権利への知識や文化的背景、さらにその子の「こう伝えておきたい」という願いによって変化する可能性があります。そのため、ウェルビーイングを測るときには、主観的な要素と同時に客観的な要素や、その子どもの置かれた状況やそのように答えた背景などについても十分に留意することが必要です。

ユニセフのイノチェンティ研究は、いわゆる先進国の子どもの状況を比較・分析するために、2000年から定期的に報告書を提出していて、そこではしばしばウェルビーイング(日本語で「幸福度」と訳されています)を構成する要素について論じられています。

2013年のレポートカード11「先進国における子どもの幸福度」*6では、子どもの生活を規定しうる要素として、「物質的豊かさ」「健康と安全」「教育」「日常生活上のリスク」「住居と環境」を挙げています。一方で、2021年のレポートカード16「子どもたちに影響する世界：先進国の子どもの幸福度を形作るものは何か」*7では、そこから枠が広がり、ウェル

図表 2-1　子どもの幸福度の多層的な分析枠組み

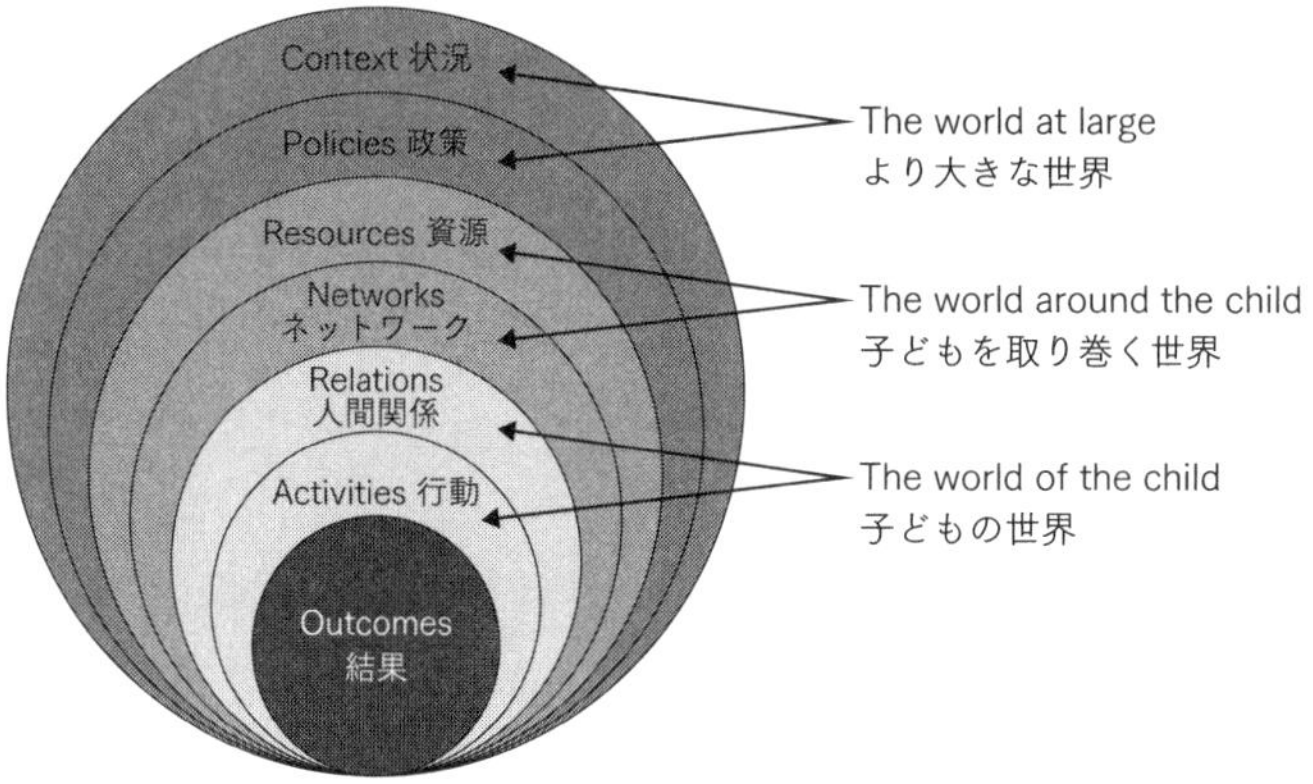

出典）ユニセフ「レポートカード 16」©（公財）日本ユニセフ協会

ビーイングを、多層的・多面的な新しいモデルを使って分析しています。子ども自身の直接の要素に焦点を当てていたレポートカード11に比べて、レポートカード16では、子どもの内側にあるものから順に、子ども自身の行動、子ども自身の人間関係、養育者の職場・学校・地域とのネットワーク、家庭や地域の資源、さらに国の状況や子どもの政策といった要素を考慮して、これらの相互作用により、子どものウェルビーイングが規定されるとしているのです。つまり、直接的な作用を及ぼす要因だけではなく、さまざまな要素の相互作用によって子どものウェルビーイングがつくられるという考え方をとっています（**図表2−1**）。

このレポートカード16では、ウェルビーイングを精神的幸福度、身体的健康、スキルの3つの側面から考え、それぞれ2つずつの指標で分析しているのですが、日本の身体的な幸福度（ウェルビーイング）が38か国中1位であったのに比して、精神的幸福度が37位、スキルが27位であったことに注目が集まりました。確かに、日本の子どもで項目ごとにばらつきが大きいのはこれまでのレポートなどでも指摘をされてきたことであり、それは大切なのですが、今回測定されている項目はウェルビーイングの構成要素のごく一部であるということにも留意が必要だと思います（例えば、身体的幸福度は5〜14歳の死亡率と、5〜19歳の過体重／肥満の割合の2項目で評価されています）。むしろ、ウェルビーイングは多くの要素によって構成されているということを明記して、多層的な枠組みでウェルビーイングをとらえることを提案していることに大きな意味があるとわたしは感じます。

（3）子どものウェルビーイングをかたちづくる環境
——エコロジカルモデル

この多層的な枠組みのもとになっているのが、ブロンフェンブレンナーの「エコロジカルモデル」と呼ばれる理論です。**図表2－1**も参照しながら読むとわかりやすいと思いますが、この理論では、子どもが発達する環境を、5つの主要なシステムに分けて考えています。つまり、子どもに近い側から、マイクロシステム（子どもが生活する直接の環境、例：家庭、学校）、メゾシステム（異なるマイクロシステム間の関連性、例：家庭と学校の関係性）、エクソシステム（子どもが直接かかわらないけれども影響を受ける環境、例：養育者の職場）、マクロシステム（文化や社会全体の価値観）、クロノシステム（時間とともに変化する環境の要素）が子どもを重層的に取り巻き、これらのシステムが相互に影響し合う中で子どもが発達していくというものです。

個人の健康やウェルビーイングが、その人個人の特徴や行動のみではなく、それを取り巻くさまざまな環境によって成立しているという考え方は、子どものみならず、広く共有されるようになってきました。例えば近年では、公衆衛生の分野で「健康の社会的決定要因（Social Determinants of Health: SDoH）」という概念が普及してきています。健康の社会的決定要因とは、ある人の健康状態に影響を与える社会的、経済的、および環境的な要因を指します。これには、教育の質、安全な住まい、就労環境、地域社会の形成、健康な食べ物へのアクセス、所得などが含まれます。

例えば、肥満の方がいたとして、それは個人のライフスタイルの選択（運動が嫌い、甘いものが好きなど）だけが原因なのでしょうか。もしもその人が低所得の方が多い地域で、暴力のある家庭に住んでいたらどうでしょうか。その地域では健康な食べ物や安全に運動できる歩道へのアクセスが限られていたり、糖分や脂質の多いファストフードが野菜や果物よりも安価だったり、日常的に暴力にさらされていることがストレスの緩和のための不健康な食生活に頼らざるをえないことにつながっていたりするのかもしれません。このように、健康やウェルビーイングの原因を個人に帰結することなく、社会全体のこととして考えていくことが大切なのです。

また、今後、わたしたちがウェルビーイングを考えていくうえで重要になる要素として、マクロシステムやクロノシステムのさらに根っこにある、宇宙やより大きなものとのつながりやスピリチュアリティが挙げられると、個人的には感じています。現代社会は、わたしたちの生活やその構成要因を、いわゆる数字や論理や科学でわかる（と信じてきた）もので理解しようとし、経済成長や物質的な豊かさを至上命題に掲げてきました。でも本当は、この世界にはこうしたことでは説明のできない豊かさや、数字にならない揺らぎや、大いなる流れがあるはずです。そこに目をつぶって、この世でのしんどさを一時的なエンターテイメントや刹那《せつな》のリラクセーションで癒すことは、根源的なウェルビーイングにはつながりにくいのかもしれません。

現代社会は、このシステムのほころびに、人々が魂の芯の部分（内なるコンパスとも言うのでしょうか）では気づいているものの、ではどうしたらいいのかを迷っている転換期にあるのかもしれません。もしかしたら今後は、ウェルビーイングの構成要素として、大いなる流れに静かに耳を澄まし、その一部としてのあり方を再考することも、重要な鍵になってくるように感じています。

ウェルビーイングを子どもの育ちの文脈で考えると、子どもの場合には、その子ども自身の心身の発達や行動の傾向が、より柔らかく、発達途上であることを認識することが肝要です。また、年少の子どもほど、エコシステムの中でもマイクロシステム（養育者などの直接の身近な環境）の占める部分が大きくなります。そのため、まずは子ども自身の心身の健康な発達を支えていくこと、そのための「関係性」や「資源」（第1章参照）を主な養育者を中心に整えていくことに主眼が置かれます。そこから児童期・青年期になるにつれて、家庭の重要性は維持されつつも子どもの生きる世界はより大きく広がります。広い関係性の中での健康な自己の発達、多層的な体験の質と機会を保障していくことや、顕在化しやすいこころの健康の揺らぎなどにも配慮することが、この世代のウェルビーイングを支えることにつながります。

わたしが少し懸念しているのは、「ウェルビーイング」という言葉が流行して、それが「生産性の向上につながる」とか「学校の成績を上げる」というような、何らかの目的のための手段として使われてしまうことです。本来であれば、ウェルビーイングは、すべての人が生まれながらに持っている人権を保障された結果としてある心地よい状態であって、何かのためであったり、何かに条件づけされたりするものではありません。

日本語でちょうどいい訳がないのですが、英語だと、ウェルビーイングが実現されている状態をflourish（フローリッシュ）と表現することがあります。花開く、豊かに繁栄する、というイメージでしょうか。一本の花が、光や大地や水や鳥や虫からの働きかけや、いろいろな恵みの中で、自らの種を芽生えさせて、自分のタイミングでゆったりと育ち、葉を広げたり落としたり花を開いたり閉じたりして、またいつか大地に戻っていく。いろいろな種類の花が集まってその空間全体が豊かに彩られ、相互に触れながら風になびき、それを見た誰かをまた豊かな気持ちにしていく。ウェルビーイングが実現されている状態というのは、まさにこのようなダイナミックでじんわりとしたひびきあいなのだと思います。今後さまざまな場所で耳にするであろう「ウェルビーイング」という言葉について、それが人々の最善の利益にかなった使われ方をしているかどうか、少し留まって考え、すべての人がゆったりとflourishしているような状態を目指すことに立ち返りたいと思います。

Column

病院の中にいても、子どものことがわからない

――こども専門家アカデミー

医師として仕事を始めたわたしは、2年目ごろに早くも壁にぶち当たりました。病院の中にいても、患者さんや子どもたちの生活が見えにくいのです。医者になったら子どもの身近に行って、できることが増えるかと思ったけれど、「医療」という枠に切り取られるのはその人のごく一部です。医療を「病気の診断と治療」という役割の中で見てしまうと、限られた時間と情報の中で診断をつけ、その範疇で治療をすること（そしてそれをカンファレンスで検討すること）に多くを費やさないといけません。また、患者さんや子どもとその周囲が診察室に持ってきてくれる言葉は「先生（医者）に言うこと・言わないこと」として忖度《そんたく》されているように感じることもありました。さらに、自分が地域での子どもの生活や相談先についてあまりに未知であることに絶望しました。例えば「地域の子育て支援センターに相談して」と自分が言っている側から、（子育て支援センターって、どんなところで、どんな人がいるのか詳しくは知らないけれど）とつぶやく自分の声が聞こえてくるようで、モヤモヤすることもありました。

そんな話を友人の保育士と小学校の先生にしたところ、「それうちらもあるよ！」と教えてくれました。保育園にいても地域のことがわからない、小学校では保育園のことがわからない…というように、子どもにかかわる場所はいっぱいあるけれども、その場所にいるだけでは子どもや家庭の本当の生活の全体像は見えにくいということです。彼女たちと話していて、これは何か一発で解決するようなことではないけれど、少なくとも、子どもにかかわる専門家がもっとお互いにつながって、互いの役割や仕事について知るような場があったらいいのでは？という話になりました。そういう場所は、わたしが医者になった当初はまだ思い浮かばなかったので、「なさそうだからつくろう」ということでつくったのが「こども専門家アカデミー」です。子どもにかかわるさまざまな職種や立場の人が、垣根を超えて集い、学びあうプラットフォームを構想しました。最初は単発のイベントを時々していたのですが、わたしが神奈川県の茅ヶ崎市に赴任したとき、さらに地域とのかかわりの必要を強く感じたこともあって、活動を本格的に始めることにしました。

第1回は、わたしがそれまで茅ヶ崎で話を聴きに行った市役所の窓口の人やボランティアをしていた児童養護施設の職員さん、病院のソーシャルワーカーさん、地域の子ども関連イベントで出逢った人などに声をかけて、よくわからないながらもみんなにとりあえず集まってもらう、という感じでした。でも、そのとき、直感的に「これを毎月やろう」とこころに決めました。それから、赴任している2年ほどの間、本当に毎月開催し、例えば子どもの虐待、医療的ケア、食育、子ども食堂、遊び、などなど、本当にさまざまなテーマで、みんなで学びを深めました。参加者は、医師や看護師など医療関係の人のほか、学校の先生、役所の窓口の人や政策を考える人、学習支援の人や子育てひろばの職員、里親をしている人、大学生、僧侶の人、発達障害の子どものいる養育者の方やときには子どもなど、バラエティに富んだ人たちで、名簿を見るだけでワクワクするような面々でした（毎回必ず、短い時間でも全員が自己紹介する時間をつくっていたのですが、それだけでも、「この地域でなんでもできる気がする！」と感じました）。茅ヶ崎を去ったあともわたしが次に赴任した世田谷で同じようなことを続けて、5年ほどでのべ1000人以上が集うコミュニティになりました。

こども専門家アカデミーには、不思議な安心感や仲間感がありました。その理由を考えると、「定期的に開催する」「自分の身近に感じるしかけをつくる」「弱さでつながる」ということがあったように思います。まず、毎月だいたいこの時期に開催すると決めておくことで、参加する方に、心理的なスペースというか、いつもそこに行けばそこにその場があるルーチンの安心感や居場所感のようなものが生まれます。また、偉い人を講演に招くよりも、その地域で実践をしている人にスピーカーをしてもらって、参加者が「自分にできること」を考えるグループワークを行うことによって、普段の仕事の中で少し見えにくくなっていたそれぞれの「本当はこれやりたかった」「これならできそう」という主体的な力が湧いてくるように工夫しました。さらに、毎日のグループワークの中で「一人ではできないけど力を貸してほしい・知りたいと思うこと」という項目を設けることで、「これができます！」だけではなくて「これができない・わからない」ということをオープンに、安心して共有できるようにしました。こうしたこともあってか、アカデミーでのつながりの中で実際にプロジェクトが生まれたり、イベントの外でも職種を超えたつながりが続いたりということが次々に起きる姿に、どれだけ勇気を得たかわかりません。

まさに、エコロジカルモデルのそれぞれの層にいる人たちが、お互いのことを知り、それぞれのまなざしを共有し、弱さでつながることが、子どもの全体像を見渡し、ウェルビーイングに必要なことを整えていくと感じるような経験でした。エコロジカルモデルはそれぞれの「層がある」ということ以上に、その相互作用が重要です。エコロジカルモデルの概念が浸透していく際にはそこで分断が生まれるのではなく、シナジー（相乗効果）が生まれるようなしかけを同時に考えていくことが大切だなと感じています。

第2章のまとめ

子どものウェルビーイングは個人の要因のみでかたちづくられるものではなく、その子どもの周囲やさらに大きな世界の影響を直接・間接的に受けるものです。また、ウェルビーイングは固定した「いい状態」ではなく、さまざまに変化しうる動的なものであるということが大切です。こうしたさまざまな構成要素同士の相互作用を考えるうえで、エコロジカルモデルと呼ばれる概念も役に立ちます。また、近年、ウェルビーイングの概念は広がりを見せており、数字で測ることのできる指標や物質的充足だけではなく、子ども自身がその状況をどのように体験し、感じ、人生の中に位置づけているかという、主観的な声の重要性が強調されつつあります。

このように、子どものウェルビーイングを考える際には、その構成要素として、個人にかかわる要素からより大きなシステムの要素に至るまでを俯瞰《ふかん》し、子どもの育ちの文脈を踏まえてアプローチをすることが大切です。今後、ウェルビーイングという言葉がさらに普及するであろう世の中では、それが生産性の向上などのために利用されるのではなく、真に子どもの権利がすべからく保障され、子どもの最善の利益が実現している状態を指しているかを見極める姿勢が求められます。

注

＊1 「子どものためのウェルビーイングのヒント集」（翻訳・編集：認定特定非営利活動法人フリー・ザ・チルドレン・ジャパン）https://ftcj.org/wp/wp-content/themes/ftcj-child/images/texts/FTCJ_WE%20Well-Being%20Playbook_JP_240320.pdf

＊2 上坂美紀、中森千佳子（2020）「子どもの主観的Well-beingにおける『生活評価』指標の枠組みと指標の提案」『日本家政学会誌』71（10）、631〜647頁

＊3 OECD. (2013). *OECD Guidelines on Measuring Subjective Well-being*. OECD Publishing.

＊4 Seligman, M. E. (2011). *Flourish: A visionary new understanding of happiness and well-being*. Free Press.

＊5
- エモーショナル・レジリエンス（Emotional resilience）：気持ちのしなやかさ
- ポジティブ・アウトルック（Positive outlook）：ポジティブな視点
- アテンション／ビーイング・フォーカスト／ビーイング・プレゼント（Attention / being focused / being present）：「いま・ここ」に集中すること
- ジェネロシティ（Generosity）：寛容であること

Dahl, C. J., Wilson-Mendenhall, C. D., Davidson, R.J. (2020). The plasticity of well-being: A training-based framework for the cultivation of human flourishing. *Proceedings of the National Academy of Sciences*. 117(51), 32197-32206.

＊6 ユニセフイノチェンティ研究所・阿部彩・竹沢純子『イノチェンティ　レポートカード11　先進国における子どもの幸福度——日本との比較　特別編集版』公益財団法人日本ユニセフ協会　https://www.unicef.or.jp/library/pdf/labo_rc11ja.pdf

＊7 UNICEF Innocenti. (2020). *Worlds of Influence: Understanding what shapes child well-being in rich countries, Innocenti Report Card 16*. UNICEF Office of Research.（公益財団法人日本ユニセフ協会広報室訳（2021）『イノチェンティ　レポートカード16　子どもたちに影響する世界——先進国の子どもの幸福度を形作るものは何か』公益財団法人日本ユニセフ協会）

第3章

子どもの育ちとアタッチメント、神経発達特性、トラウマ

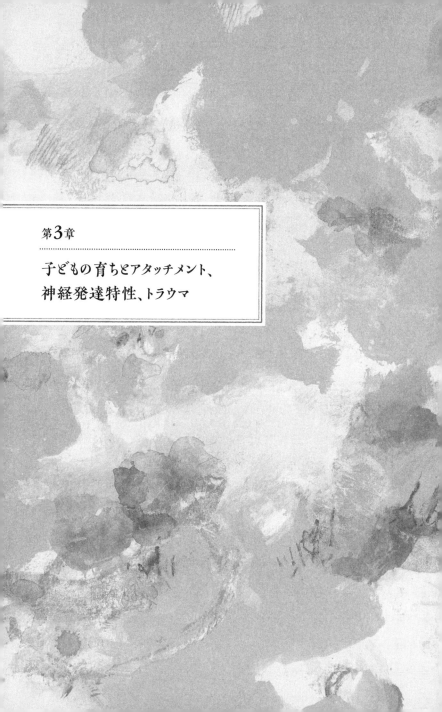

（1）子どもの育ちの土台

首が座っていない子どもを歩かせようとしても、それはとても難しいし、むしろ負荷がかかったり危険を伴ったりします。どうしてそんなに当たり前のことを言うのだろう、と思われるかもしれません。子どもの発育や発達は積み重なりです。でも、ことに情緒や行動、社会性の発達については、身体や運動の発達に比べて、それが積み重なりの上に成り立っていることが見えづらいことがあります。この章ではあらためて、子どもの発達がどのように積み重なっていくのかを、特に自己と周囲との関係に焦点を当ててとらえてみようと思います。

第2章で述べたように、子どもの発達は、ウェルビーイングの基盤となる十分な資源や応答的な関係性が、子どもの周囲をエコロジカルモデルとして何層にも包み、相互に作用し合うことで進んでいきます。子ども側から見ると、発達のより早期では身近でケアをしてくれる養育者が主な世界の中心で、そこから、次第に世界が広がっていきます。いわば、主たる養育者を足場として、子どもは自分自身の存在を認識し、エコロジカルモデルの外側へと探究を広げていくのです。

子どもの育ちの土台には、まず一番根底に、その子どもの持っている生物学的な特徴、子

図表 3-1　子どもの育ちの“土台”

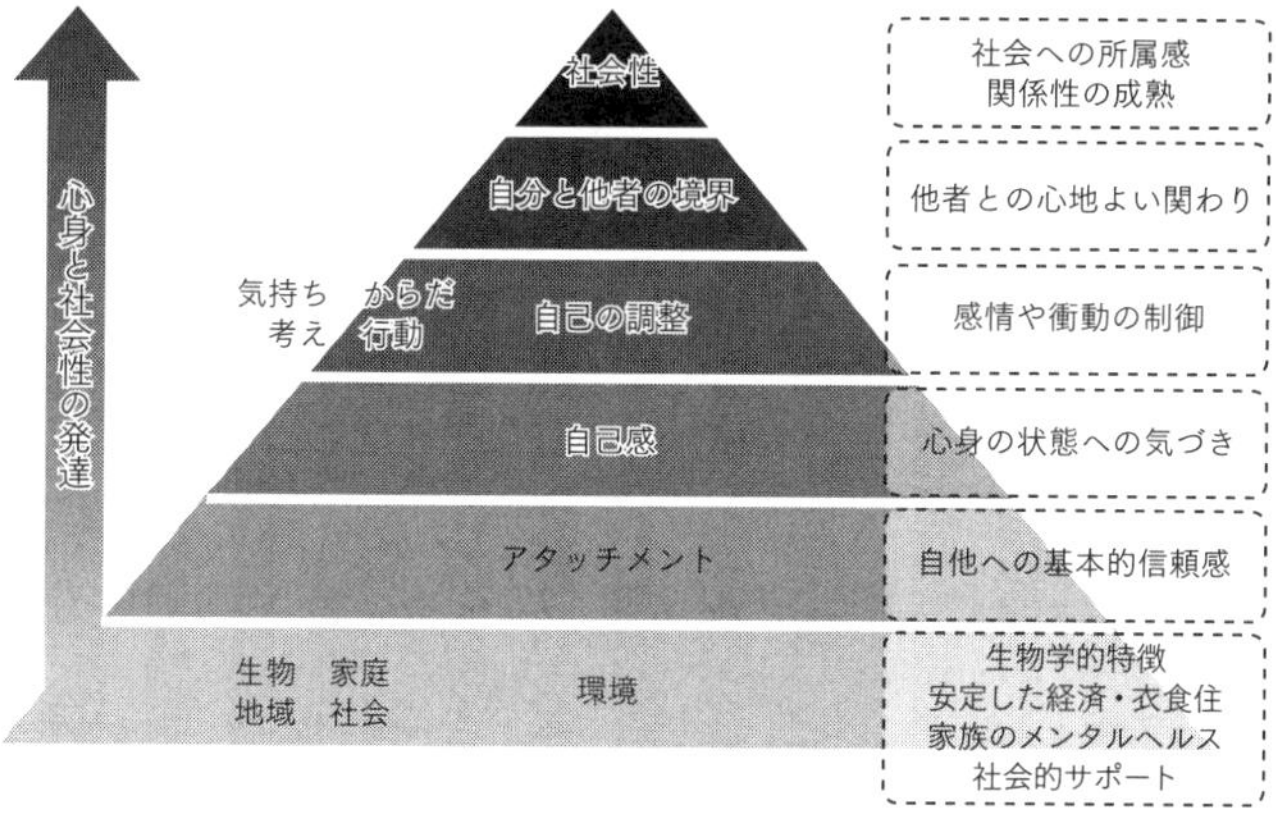

どもを取り巻く家庭や地域や社会の状況があります（**図表３－１**）。この層では、安定した社会経済的状況、日常の衣食住、家族のメンタルヘルスや社会的なサポートなどが満たされていることが大切です。その中で、子どもは特に乳幼児期の最初の数年で、主たる養育者とアタッチメントを形成すると言われています。安定したアタッチメントを礎《いしずえ》として、子どもは自己感（自分が「自分」というひとつのまとまりのあるものとして存在するという感覚）を確かなものとし、自分の心身や行動をちょうどよく調整し、他者や社会との関係性を築いていくのです。

（２）アタッチメントとは何か

では、アタッチメントとはなんでしょうか。

日本語では「愛着」と訳されることも多く、ときに「強い絆」や「愛情」などと誤解されていることがあるように感じるので、ここであらためてアタッチメントの定義について概観したいと思います。

アタッチメントはもともと「くっつく」という意味です。ヒトを含む生物は危機的な状況になったときに、不安や恐れなどの情動をもって警戒します。ヒトは特に、生まれたときにはまだその生育の多くを主たる養育者に依存しており、その不安や恐れへの対処も、主たる養育者との関係性によって調整されます。アタッチメント理論はボウルビィにより最初に提唱され、その後エインワースらによってさらに体系化されました。[*1] とても単純化して言えば、アタッチメントとは、「不安・恐れなどの情動の崩れを、関係性によって立て直す」システムのことです。ボウルビィによれば、アタッチメント・システムは、4つの機能すなわち、近接の維持（Proximity maintenance）、安全な避難場所（Safe heaven）、分離抵抗（Separation protest）、安全基地（Secure base）に特徴づけられます。すなわち、不安や脅威にさらされたとき、子どもは養育者などのアタッチメント対象のところに留まりくっつこうとして（近接の維持）保護や援助、安心を求めます（安全な避難場所）。また、アタッチメント対象からの分離に際しては、抵抗を示します（分離抵抗）。そして、アタッチメント対象がいることで、安心して主体的な探索行動をすることができ、世界を広げられます（安全基地）。[*2]

図表 3-2　安心の輪

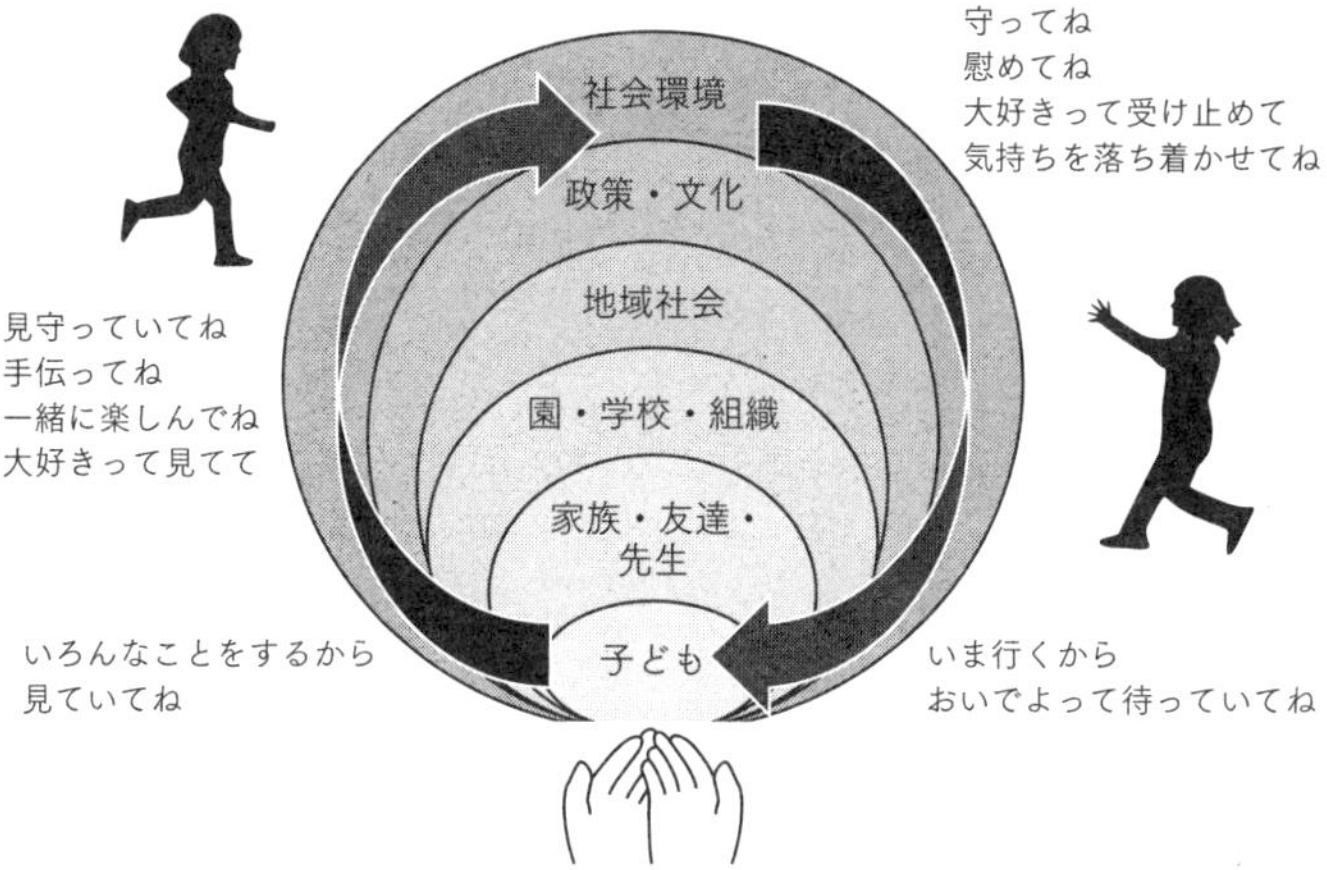
守ってね
慰めてね
大好きって受け止めて
気持ちを落ち着かせてね
社会環境
政策・文化
地域社会
園・学校・組織
家族・友達・先生
子ども
見守っていてね
手伝ってね
一緒に楽しんでね
大好きって見てて
いろんなことをするから見ていてね
いま行くから
おいでよって待っていてね

出典）Circle of Security Model をもとに著者作成。

このプロセスは一度だけ起こるのではありません。日常的に、無条件に何度も何度もこの機能が保障されていることで、子どもは主要なアタッチメント対象（主たる養育者であることが多い）と安定したアタッチメントを形成します。自分が空腹だったり不安だったりするときに、主たる養育者にいつでもくっつくことができ、そこで慰められ、癒されて、また心地よい状態になって外の世界を冒険する、という幾度となない繰り返しが、特に生後数年で形成され、その人に刻み込まれていくのです（**図表3－2**）。

（3）安定したアタッチメントと発達

安定したアタッチメントは、その後の発達の土台として機能します。アタッチメントが安定している子どもは、「自分は大切にされる・愛される存在であり、他者は自分が求めれば助けてくれる」ということを信じられるようになります。すなわち、自分と社会への基本的な信頼感を持つことができるのです。この確信のようなものを「内的作業モデル」呼びます。安定したアタッチメントが内的作業モデルとして形成されると、子どもは成長発達の過程で、いわばこれを人間関係におけるある程度普遍的なテンプレートとして、より広い人間関係にも適応させていきます。

世の中や他者に対して基本的な信頼感を持てていると、自己感が安定します。安全基地がいつでも利用可能（available）だという確信があると、子どもは安心して外の世界を主体的に探求することができます。そして、その安全な探究の中でさまざまな喜びも苦しみも味わうわけですが、こうしたいろいろな感情や状況に対して、安定したアタッチメント対象は「鏡」のように作用します。例えば、痛そうな子どもに同調して自分も痛そうな顔をする、「痛いよね」とその子どもが感じているであろうことをナレーションやラベリングをする、などがこの作用にあたります。子どもはこうした映し出しや情動の調律により、自分の心身の状態に気がつき、理解ができるようになります。これが共感性や、メンタライゼーションと呼ばれるような、自己感の形成、自他のこころの理解の基盤になるのです。

自己感が安定している、あるいは自分や他者の状況について理解ができることで、子どもの自己調整の力も育まれます。自己調整は感情や衝動、行動などの自己コントロールを含みます。認知や行動などによる意識的な自己調整だけではなく、安定したアタッチメントとその一連の流れの安定により、脳や身体が健やかな状態になりやすく、そのためにさまざまな調律が取れやすい、と言えるかもしれません。アタッチメントを基盤とするこうした自分自身、世界や他者への認識があって初めて、人は他者との境界を安全に保つことができ、他者理解や共感をしながら、社会の中での自分の所属感を持つことができるのだと思います。

児童相談所でさまざまな子どもや養育者の方と接していると、「つながりにくさ」や、人間への絶対的な不信感のようなものを持っている方に出逢うことがあります。不安や脅威を感じたとしても、自分は守ってもらえない、あるいは守ってもらえたり守ってもらえなかったりして見通しが立たない、さらに守ってもらうどころか攻撃されたり暴力を受けたりすることがある、という経験を繰り返していると、関係性へのテンプレートは、「世の中は安全ではない、自分は守られる価値がない存在」という信念になる可能性が多分にあり、それが、目の前に一見あたたかいケアがあったとしても安心してつながることができないことに結びつくと言えるかもしれません。それがさらに他者との関係性の中での傷つきや孤立を生んでしまい、幼少時の孤立感や不信感をいっそう強めてしまうこともあるでしょう。

子どもの発達をアセスメントする際には、こうした積み重なりの視点がとても大切です。例えば他者理解の難しい子どもや、自分と他者の境界を持ちにくい子どもがいた場合に、ここまでに述べたようなより根底にある文脈をきちんとアセスメントしないと、子どもに対して誤った「発達支援」のアプローチがとられてしまう場合があります。例えばネグレクト傾向のある家庭に育って他者や世界への安全感を持ちにくい子どもにまず必要なのは、安全で安定していて継続的な生活基盤と関係性の中で、ゆったりと過ごし、好きなことを安心して探求できる時間であり、「人の顔の表情のラベリングとその場面での対応を教える」という対症療法的なソーシャルスキル・トレーニングではありません。また、その文脈には、この後の項でも言及する、神経発達の特性もかかわってきます。表面化している「問題」をなくすこと以前に、発達のストーリーを多方向のベクトルから眺め、どこにアプローチをすればその子どもと周囲にとっての適切な発達を応援できるかをデザインしていくことが肝要なのです。

（4）神経発達特性をあらためて考える

「発達障害」という言葉を聞いたことがある方は多いのではないかと思います。最近では、従来「発達障害」と呼ばれていたものが、「神経発達症」という形で再統合されるようになりました。いずれも基本的には医学的な診断ですが、そのとらえ方は、時代とともにさまざまに変化しています。つまり、神経発達のとらえ方というのはそのくらい動的で不確実なものであると言えるのかもしれません。

神経発達症に話を戻すと、わたしたちは誰でも、一人ひとりがユニークな脳の発達特徴を持っています。その前提に立ったうえで、その脳の発達の特徴が世の中の多くの人のあり方とは異なる一群があり、かつ、それによって日常生活に困難が生じている場合には、その人は神経発達症を持つとされます。本書では細かい診断名について解説はしませんが、具体的な診断名を挙げるとすれば、米国精神医学会「精神疾患の診断・統計マニュアル第5版[*3]」（DSM-5）では、神経発達症（発達障害）を「知的能力障害」、「コミュニケーション症」、「自閉スペクトラム症（ASD）」、「注意欠如・多動症（ADHD）」、「限局性学習症」、「運動症（発達性協調運動症、常同運動症、チック症）」、これらのいずれにも当てはまらない「他の神経発達症」に分類しています。

神経発達症の大きな特徴としては、典型的には発達の早期つまり小中学生ごろまでに明らかになるということ、さらに、これらの障害はさまざまな神経発達上あるいは精神的な状態を併発しやすいとされていることがあります。例えば、自閉スペクトラム症の場合には、知的障害の合併は10％程度、ＡＤＨＤの合併は30％程度との報告もあり、そのほか、学習障害、不安障害や気分障害なども起こりやすいと言われています。*4

ただし、「発達の早期に明らかになる」というのは典型的にはそうなのですが、実際には、本人や周囲の能力や努力により限界に至るまでは困難感として明らかにならないこともあり、厳密には、「脳の発達特性としては早期から存在している」ということだと言えるかもしれません。

また、これらの障害は脳機能の働きの特徴が原因であり、養育の仕方や本人の努力不足などの要因によるものではありません。とはいえ、2つの点で留意が必要だと感じます。1つは、虐待やネグレクトなどの逆境的な体験により発達障害様の特徴が見られることは広く知られているので、発達障害の診断があるからといって養育のあり方についてのアセスメントを怠ることはあってはならないということです。もう1つは、発達障害の診断基準には「その症状は、社会的、職業的、または他の重要な領域における現在の機能に臨床的に意味のある障害を引き起こしている」という項目が含まれていますが、「臨床的に意味のある障害」になるかどうかは周囲の環境によって大きく異なるので、その意味では養育や学校の環境などの要因も、症状の顕在化において大きな役割を持っているということです。

神経発達症や発達障害というのは、「ここからが診断」というような明確な区分や、一度診断がついたら一生涯その診断がついている、というものではなく、多分に「社会的な判断」であるという側面を持ちます。*5 その人の特徴が「障害」になるかどうかは環境との掛け合わせにより決まり、生来的な脳の発達の特徴が現在の医療では変わらない以上、社会の側がどうあるべきかが求められる疾患（というよりも脳のあり方）であると言えると思います。

近年では、*6 神経発達症の特徴を持つ人の「治療」のゴールを、いわゆる定型発達の人の生活に適応させること自体を疑問視し、どの人もユニークな脳の発達を持ちそれが生かされ機能的に生活できる社会を目指すべきだという「ニューロダイバーシティ」と呼ばれる考え方もあります。発達障害特性を持つ人にとって、何が「いい状態」なのか、まさに当事者の方たちの声と参画のもとにすべての人にとっていかに暮らしやすい社会をデザインしていくのかが問われているのだと感じます。

わたし個人としては、神経発達症の方に出逢うと、わたしたちが慣習的な「正常」「定型」「あるべき状態」にいかにとらわれているのかを身をもって感じ、とても学びになります。

例えば、ある種の発達障害では「こだわり」が顕著に見られますが、何をこだわりとするかは社会的に規定されるものであるのかもしれません。つまり、社会のマジョリティがしていることはこだわりとは呼ばれにくいということです。靴下は左右同じの方がいいとか、毎日違う昼食を食べるとか。でも、本当にそうである必要があることはどのくらいあるのでしょうか。神経発達の特徴を強く持つ子どもたちの行動や選択は、わたしたちの「当たり前」をちょっと疑うきっかけをくれるようにも思います。

また、神経発達特性は前述の育ちの土台と発達の方向性にも影響を与えます。**図表3－1**の「生物学的特徴」に、生来的な脳の特徴としての神経発達症がある場合には、アタッチメントのあり方も変わってきますし（例えばアタッチメント対象に近接しにくい、あるいは養育者からの働きかけへの反応が薄いように見えるために養育者が安定した情動調律を行いにくいなど）、世界の認知の仕方が異なることは、自己感や他者との関係性のあり方の発達にもユニークさを生じるはずです。多様な特徴や背景のある子どもたちと時間を共にするたびに、子どもの育ちをとらえることはとても立体的な営みであるということに、あらためて気づかされます。

Column

こだわりの持つ力

療育センターなどで相談にのっていると、「こだわりの強さ」を主な相談ごととして来てくださる方がしばしばいらっしゃいます。そもそも「こだわり」とはなんでしょうか。誰しも（わたしも含めて）多少なりとも意識・無意識のこだわりがあるものです。例えば、財布へのお札の入れ方、しょうゆのメーカー、ノートの取り方。日々の生活の中で、「これがピッタリくる」感じや、気持ちが落ち着くあり方は人によりさまざまで、あらためて考えると、こだわりは、わたしたちの日常と不可分ですらあるのかもしれません。

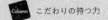

相談の中で「こだわりが強い」というと、ネガティブなイメージが先行しがちです。でも、子どもの持っているこだわりをネガティブなものとしてなんとか減らそうとしたり、なくそうとしたりすることにこだわると、うまくいかないことが多いように思います。本当は、こだわりにはポジティブな側面も多く、子どもたちの日々の生活を支える力になっているというとらえ方もできます。わたしは相談にいらした方と、こだわりの持つポジティブな側面について一緒に眺めることがよくあります。

まず、こだわりは、子どもの主体的な願いやそれを叶える力、喜びの源泉を教えてくれる鏡です。こだわりの中に、その子がありたい姿や憧れなどが象徴されていることも多いと感じます。例えば、駅名、キャラクター、特定の洋服の着こなしなどは、子どもが「自分は何が好きなのか」がわかっていて、かつそれを「表現」し「継続する」ことができるという力の表れに他なりません。次に、こだわりは、さまざまなストレスへのコーピング（対処方法）として立ち現れることも多いものです。例えば、出かける前の玄関での儀式、服の素材、食べ物の調理方法などへのこだわりは、出かけることへの不安を和らげ、感覚の繊細さに対処して負荷の少ないものを選ぶといった、子どもたちの自己対処の力とも見ることができます。

しかも、こだわりはごく一般な成長発達の過程で見られるもので、むしろ成長に必要なものですらあるのです。特に、乳幼児期と思春期のこだわりはめずらしくなく、例えば2～4歳の子どもの75％以上には強迫的なこだわり行動（特定の順序ややり方、特別な行動や日課など）が認められ、思春期の子どもでは、20～30％程度に、同じようなものをたくさん集める、タオルや人形など決まったものをそばに置いておかないと落ち着かない、などのこだわり行動があったという調査もあります。[*7] 興味深いのは、これらの時期が、子どもが急激に心身・社会的に成長を遂げる時期、すなわち、乳幼児期に認知や食事・排泄などの生活の機能が急速に発達する時期と、思春期に二次性徴を迎え、自分のあり方に葛藤しながらアイデンティティを確立していく時期に一致していることです。つまり、こだわりは成長のために欠かせない現象であると言えるのかもしれません。

一方で、一部の神経発達上の特性や精神的な病態において、より強いこだわりが見られることがある点も念頭に置いておくとよいでしょう。最もよく知られているのは自閉スペクトラム症などの発達障害の子どもであり、その診断基準にも、「興味・関心が限局的であること」や「常同的・反復的な行動が見られること」が明記されています。あるいは、不安障害の1つに位置づけられている強迫性障害に見られる強迫観念や強迫行動がこだわりとして捉えられていることもあるかもしれません。さらに、摂食障害や、ストレス関連の障害（適応障害やPTSDなど）でも、強い不安や認知の変化に対処するためにこだわりが強く出ることがしばしばあります。また、貧困や虐待の中にある子どもの中には、生活の維持や怒られないための対策として、一見こだわりのように見える行動を行うこともあります。こうした「より強い」こだわりは、それが「いま」を生き延びるために機能的にも働く一方で、社会の暗黙のルールやルーチンとの齟齬が生じやすく、本人や周囲への困難感が広がりやすいため、単に成長に必要なものとは異なるアプローチが必要かもしれません。このように、「こだわり」をなくそうとする以前に、「こだわり」が伝えてくれるメッセージを真摯に受け取る姿勢が大切だと、日々感じています。

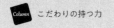

（5）トラウマと子どもの育ち

ここまで、子どもの育ちに、アタッチメントを基盤とする自己や世界への認識とあり方がいかに影響を与えるか、さらにそこに神経発達の特徴という視座を持つことの大切さについて共有しました。第1章でもお伝えしたように、この育ちの流れには、子どもたちがどのような体験をするかが深くかかわってきます。ここからは、さまざまな体験の中でも、逆境体験に代表されるような「トラウマ」がどのような意味を持つのかということを概観します。具体的には、トラウマとは何なのか、トラウマによって子どもの発達がどのような影響を受けるのか、それがどうやって第1章で書いたような将来への影響につながるのかということを書いていこうと思います。

そもそも、トラウマとはなんでしょうか。日常生活の中で「恋人に浮気をされたのがトラウマで…」といったような表現をすることがあるかと思います（ないかもしれませんが）。医学的には、トラウマ（「外傷的ストレス」とも呼びます）は比較的狭い定義でとらえられています。すなわち、「実際にまたは危うく死ぬ、重症を負う、性的暴力を受ける出来事」を直接体験するか、他人に起こったことを直接目撃するか、近親者または親しい友人に起こったことを耳にする、ということです。

一方で、より広くトラウマをとらえる考え方もあります。米国のSubstance Abuse and Mental Health Services Administration（SAMHSA：薬物乱用・精神衛生管理庁）は、トラウマについて、その出来事（Event）がなんであるかということだけではなく、出来事や状況の組み合わせの結果に生じることが本質であり、それがその人にとって身体的または感情的に有害であるか、または生命を脅かすものとして体験（Experience）され、個人の機能的および精神的、身体的、社会的、感情的またはスピリチュアルな幸福に、長期的な悪影響（Effect）を与えるかどうかが肝要だとしています。[*8] つまり、同じ出来事であっても、その人がどのように体験するかによって、与える影響は異なり、この一連の組み合わせがトラウマであるということです。どのように体験するかは、その人の置かれた文化的な信念（例えばジェンダーのとらえ方や暴力についての考え方、スティグマなど）、社会的なサポートの有無、その人の発達段階などのさまざまな要因によってかたちづくられます。

こうした広義のトラウマには、前述の医学的なトラウマだけではなくネグレクト、心理的な虐待、家庭内の争いや暴力、さらに貧困による剝奪の体験などが含まれる可能性がありま す。単発の急性のトラウマ（交通事故や火事など）をⅠ型、長期反復性のトラウマ（家庭内での繰り返しの暴力や虐待・ネグレクトなど）をⅡ型と呼ぶこともあります。[*9] 第1章で述べた子ども時代の逆境的体験（ＡＣＥｓ）にはこうした広義のⅡ型トラウマが多く含まれていることがわかると思います。

トラウマ体験に共通した特徴として、わたしは以下のようなことが大切だと思っています。すなわち、「日々の連続性が断たれる」「コントロールできない」「無力感」「孤立感」といった認識や感情です。例えば、主たる養育者の人から日常的に暴力を受けたり、アルコールを摂取した養育者同士が罵り合うのを日常的に目撃したりするとします。このような体験は、その人の信じてきた日常の世界を覆し、突如信じることのできない危険なものに変えてしまう可能性があります。特に、「いまここ」が世界を成し、まだ抽象的な概念が成長途中にある子どもにとっては、これはとても重い体験です。さらに、もしも先の章でも述べたアタッチメントが安定していない場合には、トラウマの影響を癒し緩衝するものがない状態なので、子どもはその影響をより強く受けることになるのです。

（６）ストレス反応について知る

先ほど紹介したＳＡＭＨＳＡの定義では、トラウマはその人の精神、身体、社会、感情やスピリチュアリティに影響を与えるとされていました。ここからは、トラウマの具体的な影響についていて少し眺めてみましょう。わたしたちは日常的にさまざまなストレスにさらされながら生きています。ストレスというのは広い意味では、「安定して続いている心身の状態」に負荷がかかることです。例えば寒いとか暑いとか、転んで怪我をしたとか風邪を引いたとか、事故にあったとか、学校でいじめにあったとか、内容も程度もさまざまです。

ストレスがかかると、わたしたちの生き物としてのシステムが発動し、その場を切り抜け、また同じ安定した状態に戻そうとしてくれます（これをアロスタシスと呼びます）[*10]。例えば、「殴られそうだ！」という脅威を脳が認識すると、身体の臓器からストレスホルモン（コルチゾールやアドレナリンなど）がたくさん出て、心拍数が上がり、呼吸は早くなり、血糖が上がって、いつでも闘えるようなエネルギー状態が生まれます。生存の確保が最優先されて、それ以外の機能（食べるとか眠るとか、人とつながるとか、想像するとか計画を立てるとか）は一旦休止されます。そして脅威が去れば、ホルモンは放出されなくなって、心拍も呼吸も血糖もそのほかのさまざまな機能も、普段の状態に回復することができます。

一方で、ストレス反応が繰り返し過剰に発動されると、アロスタシスには負荷がかかりすぎて、普段のちょうどいい状態に回復できなくなったり、反応自体が乏しくなったりしてしまいます（アロスタスティック負荷、と言います）。こうしたストレス反応は、危機のときには役に立ちます。けれども、ずっとストレスにさらされ続けていてそこからちょうどいい状態に戻ることのできないことが続く場合や、ストレス下で誰にも助けを求めることができずに自分だけでもがき続けなくてはならない状態が続いた場合には、危機が去った後にも、その人の心身や社会的な状態に、大きな影響を与える可能性があります。これまでの多くの研究が、逆境体験に代表されるようなトラウマとそのストレス反応が過剰なアロスタティック負荷に関係し、それが先に述べたような将来の心身への影響につながることを明らかにしてきました。

米国小児科学会によれば、子ども時代のストレスには、ポジティブなストレス、なんとか耐えられるストレス、そして有害なストレスの3種類があるとされています。[*11] ポジティブなストレスは、試合で緊張したり新しい挑戦をしたりという自分の成長にもつながるストレスです。なんとか耐えられるストレスは、つらいけれども誰かの支えによってなんとか乗り越えられるようなストレスです。そして有害なストレスというのは、ストレス反応が長く頻回に起こり、かつ、誰も助けてくれない／支えてくれないという状況を伴うもので、子どもたちの成長や発達に深刻な影響を与え、ライフコースにわたりさまざまな心身社会的な影響を生じうるとしています。

ここで、わたしたちに日常的に生じているストレス反応について知っておくことは、トラウマによる症状を「誰にでも起こる可能性のあること」として理解するのに役立ちます。脳が脅威を認識すると、自律神経という、わたしたちの脳から主に背骨を通って全身に行き渡っている神経を介して、さまざまな反応が起こります。自律神経は、交感神経（アクセル）と副交感神経（ブレーキ）の2本柱から成り立っていて、普段はこれらが協働して、わたしたちのちょうどいい状態を保ってくれているのです。交感神経は、心拍や呼吸や血糖を高め、わたしたちが朝目覚め、興奮したり集中したり緊張したりなどのエネルギーを使う場面で日常的に働いていますし、副交感神経は反対に、心拍や呼吸を緩やかにし、夜になると心身を穏やかにして、消化や休息を促しています。

つまり、これらの生体システムが駆動されるのは決して悪いことではなく、わたしたちが日々揺らぎながらいろいろな状態を行ったり来たりして、ちょうどいい状態に戻ってこられるということが大切です。実は、最近の研究では、副交感神経には2種類あるということが明らかになりました。わたしたちは、より原始的な「消化・休息モード」だけではなく、周囲にサインを送って助けを求めたりつながりの中で癒されたりしようとする「社会的なモード」も持っていて、それが社会生活の経験の中で豊かになり、わたしたちの心身の状態を安寧にするために役立っているのです[*12]。

この自律神経系は動物としての基本的な部分を担うことから、特にストレス下で総動員されます。多くの場合には交感神経系が動員され、アクセル全開の「闘う・逃げる」モードになります。目はギラリと見開かれ、汗をかいて、ドキドキハアハアと戦闘体制になるイメージです。一方で、闘ったり逃げたりすることがむしろ不利に働きそうな脅威の中にいる場合には、わたしたち動物は生体内のあらゆる働きを停止して仮死のような状態になる、いわば「凍りつき」モードになるという最後の手段を取る場合もあります。こうした状況では社会的モードの副交感神経は抑制されてしまいます。

第1章で、子ども時代は脳がダイナミックに発達することを共有しました。この時期に、脳が慢性的にストレスを覚知し続け、多くのストレスホルモンにさらされることは、脳の発達にも影響を与えます。近年では脳画像の研究が進み、虐待などの慢性ストレスと脳の形成の関係が可視化されるようになりました。例えば、外からの感覚情報や脅威を感知して身体と情緒の反応を起こす扁桃体や、情動を強く動かす記憶を管理する海馬、高度な分析や複雑なことの遂行、さらに共感性などを司る前頭前野が、虐待やネグレクトによって影響を受けることはよく知られています。養育者の暴言を聞いたり暴力を目撃したりすると、それぞれ聴覚野や視覚野など、関連する領域の容積が変化することもわかっています[*13]。

（7）トラウマ症状を対処努力としてとらえる

それでは、実際にこうしたストレス反応が過剰に生じた場合には、どのようなことが起き、子どもたちは周囲からどのように見えるのでしょうか。まずわかりやすいのは、交感神経と副交感神経の反応です。交感神経亢進状態がずっと続いている子どもは、いつもイライラしていたり、攻撃的・反抗的に見えたり、常に警戒していて少しの刺激に反応しやすく見えたりするかもしれません。また、副交感神経の中でも凍結モードが亢進している子どもは、ぼーっとしているように見えたり、何を考えているかわからないように見えたり、やる気がない、あるいは何を考えているのかよくわからないように見えたりするかもしれません。

さらに人間は生き延びるためにさまざまな対処努力をします。例えば、つらい記憶を持っておくのは大変なので、急いでしまい込もうとします。すると、バラバラに断片化された記憶が整頓されないまま脳に押し込まれる形になり、ひょんなきっかけで予期せぬときに飛び出してくることがあります（フラッシュバックとも言います）。また、思い出すことがつらいので忘れようとしたり考えないようにしたりして、それを思い出させるような人や場所や物事を避け、避けすぎるあまりに日常生活が不便になってしまうことがあるかもしれません。

あるいは、トラウマ的な出来事についてなんとか自分を納得させるために、思い込みの方略を使う子どももいます。「自分は悪い子だ、自分のせいだ」と考える子どもがいれば、逆に、「大人なんてみんな敵だ、誰も信じられない、世の中は危険だ」と思い込んでなんとか

図表 3-3　トラウマ症状

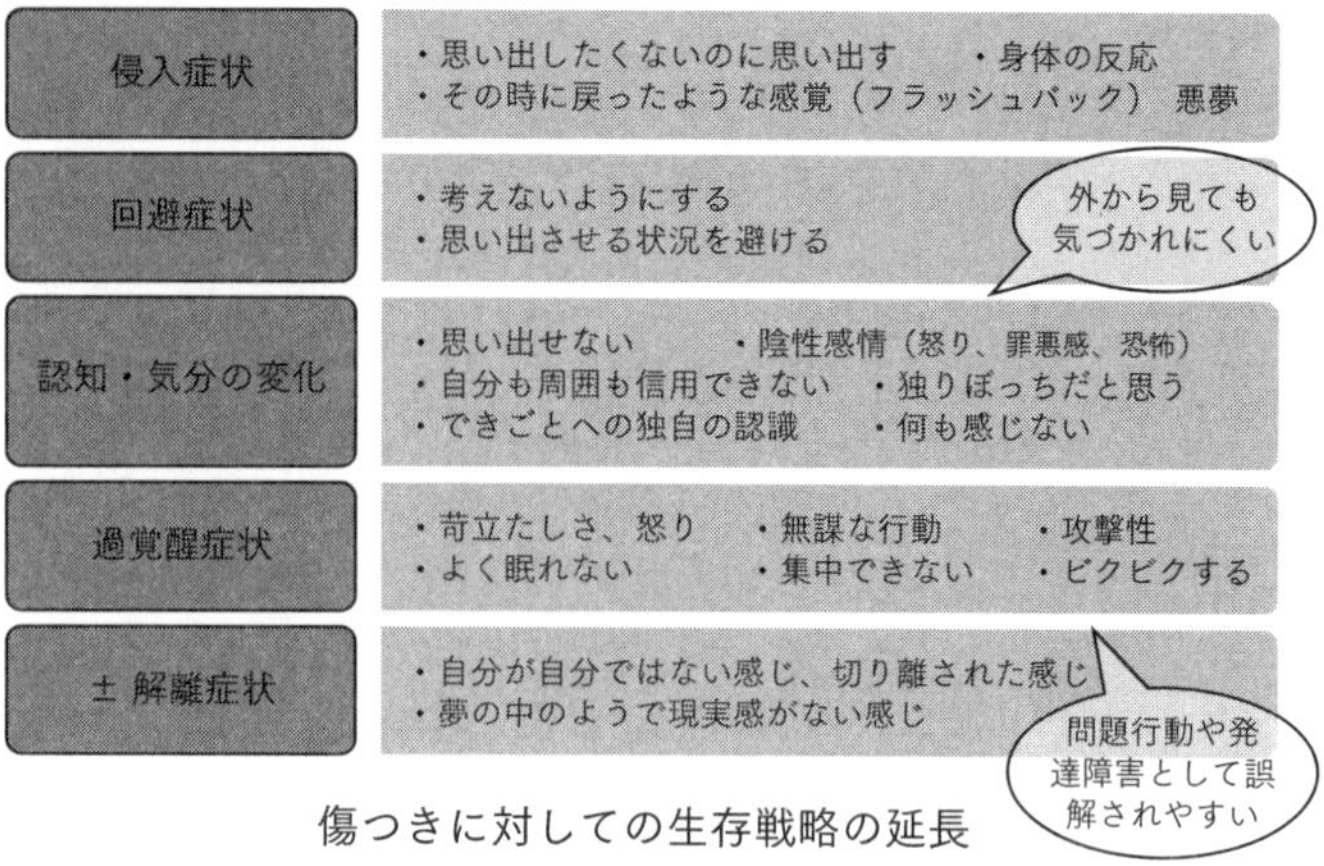

侵入症状	・思い出したくないのに思い出す　・身体の反応 ・その時に戻ったような感覚（フラッシュバック）　悪夢
回避症状	・考えないようにする ・思い出させる状況を避ける
認知・気分の変化	・思い出せない　・陰性感情（怒り、罪悪感、恐怖） ・自分も周囲も信用できない　・独りぼっちだと思う ・できごとへの独自の認識　・何も感じない
過覚醒症状	・苛立たしさ、怒り　・無謀な行動　・攻撃性 ・よく眠れない　・集中できない　・ビクビクする
± 解離症状	・自分が自分ではない感じ、切り離された感じ ・夢の中のようで現実感がない感じ

（回避症状）外から見ても気づかれにくい

（解離症状）問題行動や発達障害として誤解されやすい

傷つきに対しての生存戦略の延長

やり切ろうとする場合もあるかもしれません。トラウマの中で生活するのはエネルギーがいることなので、なんとか省エネモードにして乗り切ろうとする場合には、うつ状態になったり、考えるのをやめたりすることもあります。反対に常に警戒することを戦略とする子どもは、眠れなかったり、集中できなかったり、いつも歩き回ったりしているように見えるかもしれません。

さらにこうした状態の中で、自分のこころと身体を切り離したり、記憶を飛ばしたり、別の人格になったりすることでその場をしのごうとする対処方法がとられる場合もあります。これを「解離」と呼び、トラウマによる影響をとらえるうえで大切な症状です。ある程度の解離は誰にでもあることで、トラウマ体験に際しても、その場をしのぎトラウマの記憶と向き合うのを避けることで自分を守るという機能を果たす場合もあるのですが、解離の程度が強く日常的なきっかけで自動的に解離してしまうと、自己の連続性が絶たれ、生活や社会的なかかわりに困難を生じます。

こうした、一連のいわば「強いストレス状態への対処行動」を医学的にラベリングしたのが、「トラウマ症状」と呼ばれる状態のリストです（**図表3－3**）。

侵入症状、回避症状、認知気分の変化、過覚醒症状、解離症状などと名前がついていますが、これらはすべて、ストレスに対処しようとする努力が、脅威が去った後でも強く残り、日常生活に影響を与えている状態であると言えます。特に解離症状はトラウマによる症状として特徴的です。また、こうしたトラウマ症状は常に顕在化していることもありますが、「リマインダー」と言って、何らかのきっかけ（例えば、暴力を振るった人と同じような声、夜真っ暗になること、「待って」と言われること、など）によって引き起こされることもしばしばあります。

こうした症状の中にいるのは楽なことではありません。なにしろ、現在の自分の心身の状態、認知や行動が、過去に振り回されているのです。まさに、「自分にはコントロールできない無力で孤独だと感じる」トラウマ体験そのものから来る感覚が、鮮明に、しかもさらに増幅されて、ずっと続いてしまっている状態だとも言えるでしょう。そのため、トラウマ症状のある人は、自分の生活に主導権を得るためにさらにいろいろな努力を重ねる場合があります。例えば、薬物やアルコールで自分を麻痺させようとしたり、隙間時間を決してつくらないように身体を壊すまで一生懸命勉強や仕事に励んだり、万引きや家出などの一見危険な状況に身を置いたり、自分の置かれた暴力などと似た状況に自らを投じたり。けれども、これらの行動がさらなる心身の不調につながることは少なくありません。さらに、周囲からはその子どもの根っこにあるストーリーやそこから生まれている症状と対処努力の全体像が見えるわけではないので、こうした対処努力がその子どもの「問題行動」や「非行」などとして誤解を受け、その子自身が社会的な居場所を失ってしまう場合もあります。つまり、トラウマとその影響が、何重にも、さらなる痛みを生んでしまう可能性があるのです。

（8）アタッチメントとトラウマ、子どもの発達

先ほど述べたアタッチメントとの関係に言及すれば、トラウマはアタッチメントの形成にもさまざまな方向から大きな影響を与えます。特に、Ⅱ型トラウマにはアタッチメントの不安定さを伴うことが多いと知られています。安全基地であるはずの養育者が、自分が助けを求めたときに、助けてくれるのではなく反対に自分のことを罵ったり暴力を振るったり、あ

るいはときによって助けてくれたり助けてくれなかったりと不安定であることは、子どもの生存にとっては大きな脅威になり得ます。そのためにアタッチメント対象を避けたり警戒したりすることもあり、それがさらにアタッチメントの形成を困難にする場合もあるでしょう。

主たるアタッチメント対象とのアタッチメント形成が安定しない状態が長く繰り返されると、その子どもが世界と自分の関係を見るうえでのテンプレートとなる内的作業モデルも自ずと不安定なものになります。アタッチメントの分類にはいろいろなものがありますが、乳児期のアタッチメントの測定方法として有名なストレンジ・シチュエーション法では、アタッチメントを安定型・不安定型（回避型・アンビヴァレント型）、加えて無秩序・無方向型に分けています。虐待を受けた経験のある子どもたちの中には、無秩序・無方向型と呼ばれるタイプが多いことがわかってきました。主たる養育者が自分を怖がらせる場合や極端に適切ではない行動をとる場合に、子どもは養育者とのかかわり方がわからないまま、アタッチメントが組織化されずに育つ可能性が高いということです。

繰り返しになりますが、アタッチメントはその後の情緒や社会性の発達の土台になります。何らかの理由でアタッチメントの形成が不安定であると、自他への基本的な信頼感が持ちにくくなります。また、自分の心身の状態に対して適切に応えてもらうことができず、自分の気持ちや身体、考えや行動の調整が難しくなり、他者へとの距離感や社会的な振る舞いにも

図表 3-4　発達性トラウマ障害

●曝露：子ども時代から１年以上続く —暴力の経験・目撃、養育破綻（養育者の交代、アタッチメント形成不全）
●情動・生理的コントロールの困難 —怒り・恐怖などをコントロールできない、睡眠・摂食・排泄の問題、感覚過敏・鈍感さ、行動の切り替え、感覚や感情に気づき言語化できない
●注意・行動コントロールの困難 —脅威の認識低下、自暴自棄、自己慰撫、反復性事象、目的のある行動の持続困難
●自己・関係性のコントロール困難 —否定的自己感、不信感と反抗、反射的暴力・言葉の暴力、過剰な依存と対人接触、苦痛へ共感しない・過剰に反応
●トラウマ後スペクトラム —PTSD の症状（再体験、過覚醒、回避・麻痺）を部分的に満たす

出典）van der Kolk. (2005) をもとに著者作成。

影響を与える可能性があるのです。

正式な診断名ではありませんが、「発達性トラウマ障害」という概念があります[*14]（**図表３－４**）。発達性トラウマ障害はまさに、トラウマに慢性的に曝露される中で、発達の土台に必要な要素が満たされにくく、トラウマ反応によってさらなる発達の困難が生まれて次の段階に進みにくい、というプロセスの困難の結果、子どもたちがどのような臨床像を呈するかをよく表していると思います。

これはＤＳＭ－５という診断名と基準のリストの中では正式な診断名として採用されなかったのですが、類似の概念として、複雑性ＰＴＳＤと呼ばれる診断名もあり、こちらは２０２２年から有効になるＩＣＤ－11という国際的な診断に採用されています。

発達性トラウマ障害も複雑性ＰＴＳＤも、**図**

図表 3-5　ICD-11 における従来の PTSD と複雑性 PTSD の各症状

症状カテゴリー	PTSD の症状	CPTSD の症状
再体験	鮮明で侵入的な記憶、フラッシュバック、悪夢などによる出来事の再体験	同左
回避	出来事に関する記憶・思考の回避、思い出させる活動・状況・人の回避	同左
脅威の感覚の高まり	過剰な警戒心や予期せぬ音に対する驚愕反応などで示される、現在も脅威にさらされているという持続的な認識	同左
感情調整の困難	―	感情の過剰または乏しさ
否定的な自己概念	―	自分は弱く、敗北した、価値がないという信念、トラウマ的出来事に関連した恥・罪悪感・失敗の感情を伴う
対人関係の困難	―	対人関係を維持したり他者に親密感を抱いたりすることの困難

出典）伊藤・金吉（2022）*15 をもとに筆者作成。

表3－5に記載されている症状の一部分だけを切り取ってしまうと、一部の子どもは「自傷行為のある暴力的な子ども」あるいは「自尊心が低く引きこもってばかりの子ども」というレッテルが貼られ、また一部はADHDと診断されたり双極性障害と診断されたりすることになるかもしれません。けれども、子どもの姿の背景にあるトラウマとアタッチメントの不安定さに目を向けなければ、その子の全体像は決して把握できないのです。

福祉機関や学校などからよく

受ける質問として、「この子どもの状態はアタッチメントから来ているのか、トラウマから来ているのか、はたまた発達障害なのか」というものがあります。しかし、ここまでに述べてきたように、これらは相互に複雑にかかわっていて、単一で存在していることの方がむしろめずらしいのかもしれません。わたしたちには誰でも、さまざまなアタッチメントの内的作業モデルがあり、いろいろな種類と頻度のトラウマとそれをどのように体験したかの背景と反応があり、一人ひとりにユニークな神経発達の特徴があります。どれかということではなくて、それぞれがどのような色合いでどのように影響しあっているかの全体像を把握すること、そして、その時点ではわからないことや変化しうることがあることを前提として、子どもの全体像がわかるように継続的にアセスメントし続けることが、子どもの発達を見立てるうえでは重要なのだと自戒を込めて感じています。

(9) トラウマインフォームド・ケア

さて、ここまで、逆境体験などのトラウマは、限られた人だけではなく誰しも体験する可能性があるものであること、トラウマがアタッチメント形成や神経発達特性と相互に影響しあいながら子どもの発達に影響を与え、その影響は子ども時代を超えてライフコースにわたって続きうることについてお伝えしました。特に、トラウマ的な出来事があったとき誰も助けてくれないと感じたり、あるいはトラウマによる症状やさらにその症状への対処努力として表れていることに対して、周囲の誤解を受けたりネガティブなレッテルを貼られてしまったりすることが、トラウマの影響をさらに深刻にし、傷を重ねることにも言及しました。

つまり、その子どもに何が起きたかだけではなくて、その周りがその背景や影響も含めてどのようにその子どもをとらえ、かかわるかによって、トラウマの影響は変化するのです。このとらえ方やかかわり方を考えるうえで知っておきたいのが、これから紹介する「トラウマインフォームド・ケア（Trauma-Informed Care）」です。

トラウマインフォームド・ケアは、「すべての人とそのあり方の背景にトラウマがあるかもしれない」という視点を、すべての市民が持ち、日々の自分や他者のケアを行うアプローチのことです。これまでトラウマは特別なことだと思われていたのが、ここまでに述べてきた逆境体験に関する研究などにより、ごくごく一般的に起こりうることなどだと認識されたことで、トラウマインフォームド・ケアの考え方は広く普及するようになりました。

ここで大切なのは、これは専門家によるトラウマ症状の治療ではなく、日常的に直接・間接にその人にかかわったり影響を与えたりする可能性のあるすべての人がどのようにあることができるかというアプローチであるということです。**図表3－6**のように、トラウマのケ

図表 3-6　トラウマインフォームド・ケアの３つの段階

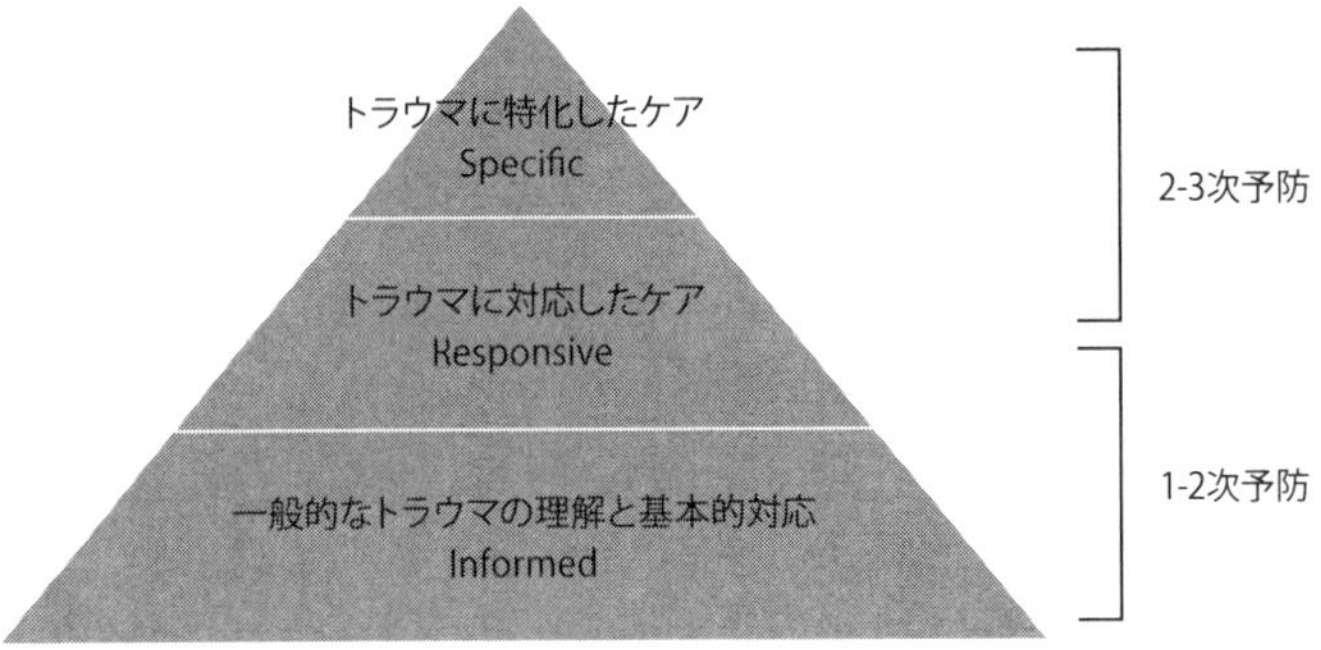

出典）野坂（2021）

アには３つの段階があるとされています。[*16]

その一段目は、あらゆる人を対象として一般的なトラウマの理解と基本的対応を行う段階（インフォームド・ケア）です。インフォームドというのは「知っている」「わかっている」というような意味を持っています。明らかにトラウマがあるとわかっている人だけではなく、「すべての人」であるということが大切です。そしてこれを実践する人も、特別な専門職などではなく、子どもを取り巻くエコロジカルモデルの「すべての層の人たち」、つまり家庭や園・学校や地域社会、メディアや行政機関などで、その対象はとても広いのです。

第二段目は、トラウマのリスクがある人を対象として被害の影響を最小化し成長と発達を支える、トラウマに対応したケアです。例えば社会的養護の現場や医療機関などがこれにあたります。

図表3-7 トラウマインフォームド・ケアの4つのR

理解する (Realize)	トラウマの広範囲に及ぶ影響を理解し、回復につながる道筋がわかっている
認識する (Recognize)	対象者や家族、スタッフ、関係者のトラウマの兆候や症状を認識している
対応する (Respond)	トラウマに関する知識を、方針、手順、実践に統合して対応している
再トラウマ体験を防ぐ (Resist re-traumatization)	再トラウマ体験を防ぐための積極的な手立てを講じる

出典）野坂（2021）

第三段目は、実際にトラウマの影響が出ている人を対象にして専門的な介入を行う、トラウマに特化したケアです。トラウマに対する専門的なケアには、例えばトラウマに焦点を当てた認知行動療法や、EMDR（Eye Movement Desensitization and Reprocessing：眼球運動による脱感作と再処理法）などさまざまなものがあり、新しいエビデンスが出てきています。これらの三段階は公衆衛生の1、2、3次予防のピラミッドに呼応しており、それぞれが充足することがトータルな予防とケアにつながります。

トラウマインフォームド・ケアの具合的な内容は「4つのR」とも呼ばれます[*17]（**図表3－7**）。すなわち、①虐待などによるトラウマの影響と回復の道筋を理解し、②目の前の人や自分のトラウマによるサインや症状を認識し、③トラウマの知識を持って対応し、④再トラウマ化を積極的に防ぐことで、トラウマを「見える化」し、日常的によりよくかかわることを目指しているのです。

まさに、読者のみなさんがここまで一緒に学んでくださったことを、周囲と共有してトラウマの基本的なこと（トラウマとは何か、どんな影響が出るのか）の理解を広め、目の前の子どもたちの様子を「トラウマのめがね」でとらえなおして対応し、それによって子どもたちがさらに傷つくことを防ぐことができれば、まさにそれがトラウマインフォームド・ケアの実践になります。ここで1つ留意したいことは、トラウマインフォームド・ケアは、トラウマの内容について根掘り葉掘り聴き、トラウマに直面させようとすることではないということです。トラウマを表出することは決して容易なことではなく、思わぬ心身の反応が出る場合もあります。もちろんその子どもが自ら語る場合には、子どもの負荷に応じてそれを受け止めることはとても大切です。とはいえ、トラウマインフォームド・ケアの目的が「子どもに無理に話させる」ことでは決してないことを、ぜひ覚えておいていただけたらと思います。

草の根での個人の取り組みだけではなく、トラウマインフォームドな行政の施策やメディアのあり方も非常に重要です。米国では2014年に薬物乱用精神保健管理局がトラウマインフォームド・ケアの手引き*18を出版し、2018年には国会でトラウマインフォームド・ケアを推進するための法律が制定されました。*19そこでは、トラウマインフォームドな福祉サービスに必要な要素として、日常の中のスクリーニング、エビデンスと地域の特徴に基づいたトラウマのアセスメントと治療の提供、子ども・家族・関係者それぞれに必要なリソースを用意すること、子どもと家族の持っているレジリエンスと保護因子への注目、家族自身のトラウマへのアプローチ、関係機関の協働を促進すること、関係者・支援者の二次的トラウマを最小限にし安心して働ける環境をつくること、を挙げています。また、こうした取り組みがトラウマの影響を実際に受けている当事者を含むさまざまな関係者の協働のもとに行われることと、分断を生まずにすべての人に公平に提供されること、の重要性を強調しています。[*20]

さらに、トラウマインフォームド・ケアには6つの主要原則がありますが、これらはトラウマに特化せず、子どもとかかわる基本的な姿勢としても、とても参考になるものだと感じます。

1. 安全　2. 信頼性と透明性　3. ピアサポート
4. 協働と相互性　5. エンパワメント・意見表明・選択
6. 文化・歴史・ジェンダーに関する問題

これらの原則は、すべての子どもが公平に、一人の大切な存在として、安全を守られ、自分にかかわることにはきちんと情報を共有されたうえで、その意見表明が支援されて意見が考慮されるという、まさに「子どもの権利と尊厳」に基づいたアプローチであるとも言えると思います。こうした原則が強調される背景には、トラウマの影響を受けやすい・あるいは受けた子どもたちが、そもそも心身の安全を保障されにくいだけではなく、社会的に不利な状況に置かれて差別を受けたり、情報提供や意見表明と反映の機会を奪われていたり、分断により仲間とのつながりの機会を得たりしにくい、という状況があることを反映しています。トラウマはまさに、人としての尊厳を深く傷つけられたり奪われたりする背景や経験や影響の重なりあいです。だからこそ、こうした原則に基づいて「すべての人が」「すべての人に対して」トラウマインフォームドなあり方を実践することとは、子どもたちの尊厳が保障される社会の実現への一歩だとも言えるでしょう。

子どもたちのすべての行動はコミュニケーションです。その行動や状態が、何かちょっと違和感のあるものや、受け取り側を困らせるものであればあるほど、それは言葉にならない切な願いであったり、その子どもが生き延びるためにとってきた次善の方略の延長であったりするのかもしれません。目の前に見えていることの向こうに少し思いを馳《は》せ、トラウマインフォームドな視点で子どもをまなざすと、これまで問題に見えていたことも、子どもの生存のための力だととらえることができる余白が生まれます。それが子どもたちを真に理解し、エンパワメントすることの始まりにつながるのだと、わたしは信じています。

Column

児童相談所の一時保護所でのヨガとティータイム

「なんで、大人に嘘ついたとか言われないといけないの。嘘つかなきゃいけないような誘導したのはそっちなのに」

「行き先がそこしかないから、決断して、行くって言っただけ。そこがいいと思ったことは一度もない」

「自分だけが、ここで学校にも行けなくていろんなこと話さなきゃいけなくて、罰を受けているように感じてる」


児童相談所の一時保護所でわたしが出逢った子どもたちが伝えてくれた言葉です。子どもたちはさまざまな理由で家庭などを離れて一時保護されます。そして、一時保護をされたあとには、アセスメントと称して度重なるヒアリングを受けることが多くあります。

わたしは子どもたちの言葉を受け取るたびに、制約のある状況で子どもの「声」を聴くことの大切さと同時に難しさも感じます。冒頭で紹介した子どもたちの言葉は、子どもからの言葉が大人の恣意的な問いや環境に誘導されたものである可能性を教えてくれます。あるいは、子どもが発した言葉が、子どもの最善の利益にかないにくいような方法で利用されることもあるかもしれません。例えば、「家に帰りたい」という言葉ひとつをとっても、どのような文脈でそれが発せられたのか、子どもの本当の希望はどこにあるのかということまで寄り添いながら子どもの言葉を受け取り、その文脈を損なわないまま周囲と共有するのは容易ではありません。これは社会的養護の文脈だけに限りませんが、言葉の背景にあるものが切り取られてしまって、「声」という大義名分のもとに、子どもの本当の願いが見えにくくなることもめずらしくないのではないでしょうか。それでも子どもたちは保護下で日々、意思表示や言語での意見表出を求められます。これは大切なことである一方で、その取り扱いについては繊細でありたいと感じます。

また、わたしは毎週一時保護所で子どもたちと過ごすのですが、突然保護をされた状態で、自分の周りの景色、ルーチン、食べるものや生活空間の匂いなどがガラリと変わって、さらに日々の面談やら何やらで言語での表出を求められるのは、子どもたちにとっては大きな負荷がかかるのではないかと感じます。子どもたちが言語で発するものももちろん大切にしながら、その背景や文脈への視点を忘れないこと、さらに、言語にならないけれど確かにそこにある「いま、ここ」の何かを、非言語のままに十分に保障し、共に漂い、ホールドする時間と空間を意識的に持つことの重要性は、強調してもしすぎることはありません。

こうした思いもあって、わたしは一時保護所で毎週決まった時間に「ヨガとティータイム」の時間をつくることにしました。子どもたちの生活の中に、言語にならない気持ちよさやおいしさやいい匂いを、言語にせずにそのままそこに置いておく時間があってもいいかな、参加しても参加しなくてもいいけどちょっとほっとするルーチンがあることがレジリエンスにつながるかな、自分の身体や五感に焦点を当てる時間はマインドフルネスとして子どものいい体験になるかもしれないな、保護所の職員さんにとってもリラックスできる音や香りが生活の中にあるといいかな、というような願いからです（なぜヨガなのかというと、純粋にわたしの人生とヨガとのご縁が強いからで、20年前のイギリスのインド人コミュニティの中でのヨガとの出逢いに始まり、最近ではヨガと瞑想のトレーニングを本格的に受け、講師の資格を取得しました。ちなみに「ヨガ」はサンスクリット語で「大いなるものとつながる」という意味を持っています）。

学習の時間の後、お昼前の自由時間に、ヨガとお茶の時間が始まります。子どもたちはヨガをすることもあるし、長椅子を一角の隅に持ってきて、ただそこに座って、「吸って…はいて…はぁ～…普段あたまを支えてくれている首の重さを、感謝とともにゆっくりと感じます…」というようなナレーションをヒーリングっぽい音楽と共に聴きながら、ヨガをしているわたしや他の子をぼーっと眺めることもあります。ヨガが終わると、わたしは透明なティーポットを2つ持ってきて、「今週のお茶」を入れます。BGMはYouTubeなどで「新緑の中での癒しのメロディ」などを適当に選んでかけておくだけなのですが、なんとなく保護所の一角が不思議な空間になります。はちみつティーが一番人気なのでそれはだいたい固定メニューで、そこに、職員さんの知りあいが採ってきてくれたフレッシュのミントとレモングラスとか、別の人がどこかの雑貨屋さんで見つけたハーブティーとかが加わって、近くにいる子たちと一緒にお茶を淹れます。このタイミングで「きょうなんのおちゃー」と言って近くにやって来る子もちらほら。お茶の匂いを嗅いで「わ、いい匂い」「くさっ」などのやり取りが生まれ、「見ていてね、色が変わるよ」、コポコポコポ…とお湯が入りました。「まだ？」もう少し、ほら色が変わって、匂いも変わったよ。そうすると徐々に他の子ども集まってきて「きょうなにー」「アプリコットらしい」「俺はいつもので」と次第に人だかりができます。

季節にかかわらず温かいお茶を出すので、子どもたちはこぼさないようにお茶の表面に気持ちを集中して忍び足で歩き、どこかに座ります。ひとくち飲んでは、「はぁーうま」「あったまるー」とため息をつき、その後空白の時間が、しばし流れます。職員さんにも勧めると「え、いいんですかー」と言いながらお茶を受け取ってくれて、なんとなく子どもと並んで壁に背をつけ、無言で、お茶を啜《すす》ることも少なくありません。お茶を飲まない子や、「まじこの匂いくせえ、敏感なんすよ」と言って、近寄らずに卓球に興じる子もいるので、わたしはしばしば「ごめん」と謝りながらお茶セットを隅の方に寄せることも。「ごはんだよー」の職員さんの声とともに、「ヨガとティータイム」は閉じていきます。

そこにはなんの言葉も必要ありません。参加してもいいし、しなくてもいい。飲まなくてもいいし、飲んでもいい。手伝っても手伝わなくてもいい。無理して緩む必要もないけれど、少なくともこの時間は、緩むことも選択肢としてはある。そこに言葉はないけれども、子どもたちが少しでも、自分の「声」を言語以外の方法で聴いたり、五感の小さなゆらぎを誰かに受け止められたりするような時間であったらいいと思いながら、気がついたら2年以上も続けていました。

そうしてヨガとティータイムの時間に一緒にお茶を飲んだ子どもが、児童相談所の面談室に「医学診断」といういかめしい名前の時間に来てくれたとき、その姿のギャップに驚くこともしばしばです。子どもからそれっぽい言葉で発せられることに、実は別のニュアンスがあることに、ティータイムの時間を思い出しながら気がつくこともあります。少なくとも、切り取られた場面で、子どもの声を聴いた気にならないこと。子どももその周りの大人も、言葉ではないことこそを大切にできるように覚えておくこと。週に一度の「言葉にしない時間」は、いつも「聴く」と「いる」のあわいで、わたしをちゃんと迷わせ続けてくれるように思います。[*21]

（10）自分の傷つきにも気がつく

誰でも、傷つくことがあります。それは、子どもだけではなく、子どもと共にある人たちも同じです。こうして本書を手にしてくださっている人の中には、日々懸命に子どもに寄り添おうとし、その声を聴こうとし、よりよい方法はないかと探していらっしゃる方がいるかもしれません。

自分がそのトラウマを直接体験していないにもかかわらず、トラウマ体験を持つ人と共感的にかかわることで自分も傷つくことが誰にでも起こり得ます。これは「二次受傷」「代理受傷」とも呼ばれていて、トラウマにかかわる心理士の6〜26％、子ども福祉にかかわるワーカーの50％に、トラウマの関連症状が見られるという報告もあります。*22 また、類似の概念として、共感性疲弊（共感しすぎて燃え尽きてしまうこと）や、自分自身のトラウマ経験が過度に重ね合わせられてしんどくなってしまうこともあります。こうしたことは、特に、若い人、女性、共感性の高い人、自身の中に未解決のトラウマがある人などにより起こりやすいとされていますが、経験や知識などにかかわらず、誰にでも起こりうることです。また、傷つくのは個人だけではありません。子どもにかかわる組織に、子どもと同じような反応が出

図表3-8　組織としての傷つき

子ども	現場の職員	組織全体
自分はダメな子	自分は何もできない	組織としてできることはない
話したってムダ	誰にも相談できない	自己責任なのでは？
こんなの大したことない	私はこれまでのりこえてきた	それくらいやってください
ほっといて	新しいことをする余裕はない	余計なことをしないで
たたかわなきゃやられる	力で抑え込まなくては	言われた通りにしなさい

出典）山本ら（2019）*23をもとに著者作成。

ることがあります（図表3－8）。

特に職場でさまざまな情緒的・技術的なサポートを得にくかったり、職場全体にトラウマへの理解や共通認識がなかったりすると、個人や組織としての二次受傷が生じやすくなります。

こうした傷つきの重なりを予防するためには、その人個人の要因、仕事の要因、職場の要因のそれぞれにアプローチすることが大切です（まさに、子どもを取り巻くエコロジカルモデルと同じですね）。まず、仕事の要員として、仕事の時間や量の調整をすること、一人ではなくチームで仕事をすること、が大切です。次に、個人の要因としては、自分の心身の状態やトラウマに気がついていること（インフォームドであること）、自分の時間を大切にしてセルフケアをすること、さらに職場の要因としては、職員が資格や経験のある人からサポートを得られるような体制を整え、支援者自身が傷つくことへの知識と理解を持っていることが有効だとされています。

　実際に、先ほど紹介したトラウマインフォームド・ケアでは、トラウマによって影響を受けている、あるいはケアを受けている立場の人だけではなく、いわゆる「支援をしている人」のトラウマにも焦点を当てていることが特徴です。もしも支援をする人が自分にもトラウマ反応が起こりうるかもしれないことやそれに対してできることを知っていないと、代理受傷に気がつかず、心身の調子を崩して支援が継続的に行われなかったり、トラウマ症状によって子どもに対して感情的に反応してしまったり、逆にかかわらないように避けようとしたりするかもしれません。すると、トラウマを受けた子どもたちは、こうした対応をリマインダーとして、さらなるトラウマ反応を起こしてしまうことがあります。トラウマが別の誰かのトラウマを生むあるいは活性化しすぎてしまい、また次の傷つきを生むことを避けるためにも、誰もが、「自分も傷つく可能性がある」ことにまずは気がついていることが大事です。

　わたしはいつも講演の締めくくりには、こうしたケアする人の受傷の話や、自分自身の声を聴くことについて、話をするようにしています。「自分も傷ついていることに気がついてハッとしました」という感想をいただくことも少なくありません。子どもの周囲の大人が、自分の中にあるかもしれない痛みや、つらいけどそう言えないしんどさのようなものにも少し気がつくこと、そして助けを誰かに求めることは、実は子どもにとっても決して悪いことではないと思います。大人が自分自身や自分の周りについてもトラウマインフォームドであり、ときには援助希求をして助けられている様子を示すことも、わたしたちが子どもたちに対してできることの1つかもしれないなと感じています。

第3章のまとめ

本章では、子どもの育ちを、アタッチメント、神経発達特性、そしてトラウマの視点から眺めました。子どもの情緒や社会性の育ちにとっては、その子どものいる環境を基礎として、安定したアタッチメント形成が何よりの土台となります。子どもの育ちには、その子どもの持つそれぞれの神経発達特性が複雑に関与しています。さらに、育ちの中でどのような体験をするかの重要性については第1章でも述べたとおりですが、その中でも特にトラウマ体験は子どもの育ちに大きな影響を与えます。

トラウマは誰にでも起こりうることであり、それに対応するストレス反応も自然で適応的な現象です。けれども、特に虐待などのトラウマが子どもの日常生活を持続的に揺るがし、かつ誰にも助けてもらえないという経験をした場合には、それが子どもの心身に刻み込まれて、ストレス反応以上にさまざまな心身と社会的な影響を与えうることになります。トラウマインフォームド・ケアをはじめとして、誰にでも傷つきが起こりうることとその影響をすべての人が知っている土壌を整えていくことが、さまざまな背景や状況にある子どもの権利と尊厳を保障する社会につながるのだと思います。

注

＊1 Bowlby, J. (1969/1982). *Attachment and loss: Vol. 1. Attachment*. Basic.
Ainsworth, M. D. S., Blehar, M., Waters, E., & Wall, S. (1978). *Patterns of attachment: A psychological study of the Strange Situation*. Lawrence Erlbaum.

＊2 「Circle of Security」 https://www.circleofsecurityinternational.com/circle-of-security-model

＊3 American Psychiatric Association. (2013). *Desk Reference to the Diagnostic Criteria from DSM-5*. American Psychiatric Association.（日本精神神経学会日本語版用語監修、髙橋三郎・大野裕監訳（2014）『DSM-5精神疾患の分類と診断の手引』医学書院）

＊4 Lord, C., Elsabbagh, M., Baird, G., & Veenstra-Vanderweele, J. (2018). Autism spectrum disorder. *Lancet*, 392(10146), 508-520.

＊5 滝川一廣（2017）『子どものための精神医学』医学書院

＊6 Pellicano, E., & den Houting, J. (2022). Annual Research Review: Shifting from 'normal science' to neurodiversity in autism science. *Journal of child psychology and psychiatry, and allied disciplines*, 63(4), 381-396.
Dawson, G., Franz, L., & Brandsen, S. (2022). At a Crossroads-Reconsidering the Goals of Autism Early Behavioral Intervention From a Neurodiversity Perspective. *JAMA pediatrics*, 176(9), 839-840.

＊7 広沢正孝（2015）「『こだわり』の発達精神病理——成人の強迫性障害への道程から」『こころの科学』１８３（9）、26～31頁

＊8 Substance Abuse and Mental Health Services Administration. (2014). SAMHSA's *Concept of Trauma and Guidance for a Trauma-Informed Approach*. HHS Publication.（大阪教育大学学校危機メンタルサポートセンター・兵庫県こころのケアセンター訳（2018）「ＳＡＭＨＳＡのトラウマ概念とトラウマインフォームドアプローチのための手引き」）

＊9 Terr, L. C. (1991). Childhood traumas: an outline and overview. *The American journal of psychiatry*, 148(1), 10-20.

＊10 McEwen, B. S. (1998). Stress, adaptation, and disease. Allostasis and allostatic load. *Annals of the New York Academy of Sciences*, 840(1), 33-44.

＊11 Garner, A. S., Shonkoff, J. P., Committee on Psychosocial Aspects of Child and Family Health, Committee on Early Childhood, Adoption, and Dependent Care, & Section on Developmental and Behavioral Pediatrics (2012). Early childhood adversity, toxic stress, and the role of the pediatrician: translating developmental science into lifelong health. *Pediatrics*, 129(1), e224-e231.

＊12 van der Kolk, B. (2014) *The Body Keeps the Score: Brain, Mind, and Body in the Healing of Trauma*. Viking Press.（柴田裕之訳（2016）『身体はトラウマを記録する——脳・心・体のつながりと回復のための手法』紀伊國屋書店）

＊13 Teicher, M. H., & Samson, J. A. (2016). Annual Research Review: Enduring neurobiological effects of childhood abuse and neglect. *Journal of child psychology and psychiatry, and allied disciplines*, 57(3), 241-266.

＊14 van der Kolk, B. A. (2005). Developmental Trauma Disorder: Toward a rational diagnosis for children with complex trauma histories. *Psychiatric Annals*, 35(5), 401-408.

＊15 丹羽まどか・金吉晴（2022）「複雑性ＰＴＳＤの診断と特徴、および治療」『心理学ワールド』97、20～21頁

＊16 野坂祐子（2021）「トラウマインフォームドケア——子ども・支援者・組織の再トラウマを防ぐ公衆衛生のアプローチ」『児童青年精神医学とその近接領域』62（3）、３４４～３４９頁

＊17 前掲注16

＊18 Substance Abuse and Mental Health Services Administration. (2014). SAMHSA's *Concept of Trauma and Guidance for a Trauma-Informed Approach.* HHS Publication No. (SMA) 14-4884.

＊19 H.Res.443 - 115th Congress. (2017-2018). Recognizing the importance and effectiveness of trauma-informed care. (2018/2/26). https://www.congress.gov/bill/115th-congress/house-resolution/443/text
S.774 - 115th Congress. (2017-2018). Trauma-Informed Care for Children and Families Act of 2017. (2017/3/29). https://www.congress.gov/bill/115th-congress/senate-bill/774

＊20 The National Child Traumatic Stress Network. (2016). *Creating Trauma-Informed Systems.* https://www.nctsn.org/trauma-informed-care/creating-trauma-informed-systems

＊21 このコラムは、『こころの科学』231号（2023年9月号、日本評論社）に掲載された「一時保護所でのヨガとティータイム」に加筆・修正を加えたものです。

＊22 The National Child Traumatic Stress Network. *Understanding Who is at Risk.* https://www.nctsn.org/trauma-informed-care/secondary-traumatic-stress/introduction

＊23 山本恒雄・亀岡智美・浅野恭子（2019）「児童福祉におけるトラウマインフォームド・ケア」平成30年度 子ども・子育て支援推進調査研究事業『児童自立支援施設の措置児童の被害実態の的確な把握と支援方策等に関する調査研究』（代表 野坂祐子） http://csh-lab.com/3sc/wp/wp-content/themes/3sc/img/document/p_13.pdf

第4章

子どものこころの健康

（1）「こころの健康」とは

「こころの健康」あるいは「メンタルヘルス」と聞いて、どんなことを思い浮かべるでしょうか。子どもたちと話をしていると、時々「わたしメンヘラだから」「クラスにメンタルやばい人がいて」というような言葉を聞くことがあります。その端々に、こころの調子を崩すことを、弱さやネガティブなものと結びつけて線を引き、自分や誰かのことを「もうダメな存在」と貶《おとし》めたり、逆に勲章のように位置づけたりというニュアンスを感じることもあります。

こころの健康は、人がさまざまなことを考えたり感じたり行動したりするうえでの基盤であり、人や社会と心地よい関係を築くための礎になります。つまり、本来こころの健康とは、わたしたちにとってウェルビーイングの栄養とも言えるものであり、すべての人に保障されている尊厳の実現でもあるのです。[*1] 一方で現実には、子どもたちの言葉にあるように、こころの健康を語るときに、それが「精神的な疾患があるかどうか」「あまりかかわりたくない領域」「身体の健康に比べて人に言いにくいこと」などというイメージを持っている人も多いのかもしれません。このようなイメージは、こころの健康あるいはその不調に対しての

「スティグマ」につながることがあります。スティグマというのは、その人や集団の持つさまざまな特徴や状態について、否定的な意味づけやレッテル貼りをしたり不当な扱いをしたりすることです。この章でこれから詳しく述べるように、精神的な不調は誰にでも起こりうることですが、こころの健康についてのネガティブなイメージがある場合には、「こころの病気は治らない」「危ない」「弱い人が精神疾患になる」といった誤解が生まれやすくなります。そうすると、個人のレベルでは精神的な不調のある人を避けたり、排除しようとしたりするかもしれないですし、自分のこころがしんどくなったとき、それを隠そうとしたり、相談することをためらったりするかもしれません。集団のレベルでは、こころの変調について打ち明けにくい文化や、精神疾患と診断された人が社会への参画の機会を制限されることにつながる可能性もあります。

こころの健康へのスティグマは、医学的な知識の有無に左右されません。むしろ、医療にかかわる人の中でも似たようなことが起きているように感じることもありました。わたしが研修医のとき、夜間の救急当番をしていて、例えばパニック発作を起こした方やアルコールの嗜癖《しへき》のある方が受診した際に、同業者から、その方たちの尊厳を傷つけるようなスティグマに満ちた言葉を聞いたことも幾度となくあります。あるいは、わたしは医学生時代から「医師になったら、子どものこころの健康にかかわる分野で働く」と決めていたのですが、まだ研修医だったころ、「こころの健康について勉強したい」と言うわたしに、何人かの小児科の上司が「こころの健康なんて身体の健康をしっかり見られるようになってからだよ」「そんな引退間際みたいなことをいまから言っていてどうするの、もったいない」と諭したことかわかりません。わたしは頑固者だったので、「それでも、こころの健康は生き物にとって疑いなく大切なものだし、身体が優先ということはない」と譲らず（実際に毎回上司と闘ったわけではないですが）、いまここにいます。もう10年以上も前のことで、いまは、子どもの不登校や自殺・自傷行為などの多さがクローズアップされ、新型コロナウイルス感染症（以下、コロナ）の流行によって子どもたちのこころの健康が以前よりも注目されるようになったこともあって、状況は少し異なるのかもしれません。それでも、医療者の中の一部に、こころの不調のある方へのスティグマや、こころの健康は身体の健康の次にあるもの、こころの健康を追求するのは身体あっての贅沢《ぜいたく》なこと、というような認識があることは否定できないように感じます。

近年では、こころの健康をよりポジティブにとらえて、「内面のバランスのとれた動的な状態」と表現したり、「日常生活や社会とのかかわりをより心地よいものにするのに必要な社会的、感情的、認知的なスキルを使う力」などと定義したりすることもあります。WHOはこころの健康を「その人が自分の力に気がつき、日々のストレスをやりくりし、生産的に働き、地域に貢献できること」としています。[*2] ユニセフは、子どもの場合には年齢やライフコースに応じた配慮が必要なことを強調したうえで、こころの健康を、「ポジティブな自己感、考えや感情を調整できること、いい関係をつくれること、学び教育を受けられる力があること」と表現しています。[*3] 個人的には、こうした定義における「生産性」「貢献」「何かができる力」というのは、資本主義社会における狭義の生産や貢献や評価されるような力を超えて、その人や社会にとって真に意味のある、慎ましく多義的な状態なのであろうと考えていますが、いずれにしてもこうした定義は「病気かどうか」「良いか悪いか」ではなくて、感情、認知、機能、社会、身体やスピリチュアルなどを含んだ広い意味での「ちょうどいい状態像」を表していることが共通しています。

（2）医学モデルからウェルビーイングのソースとしての「健康」へ

このようにとらえると、こころの健康がウェルビーイングととても近しい概念であることが自然と浮かびあがってきます。現時点では、こころの健康に関する多くの指標は、こころの健康を精神疾患の診断の有無によってとらえていますが、一方で、ここまで見てきたように、こころの健康をウェルビーイングの一部として、子どもの周囲の環境も含めてとらえていくことが大切です。実際に、第2章で触れたユニセフのイノチェンティレポート[*4]では、子どものウェルビーイングを「こころの健康がよい状態であること」「身体の健康がよい状態であること」「学力や社会的なスキル」の3つのカテゴリから説明しようとしています。世界的な多くのウェルビーイングの枠組みでは、ポジティブなこころの健康の状態とウェルビーイングを不可分なものとして描いていて、これらをまとめて、感情的なウェルビーイング（ポジティブ・幸福・穏やかで平穏な感情、人生への興味）、社会的なウェルビーイング（その人が自分の存在に意味を見出して所属感を持ち、周囲の世界とかかわりを持つ力）、機能的ウェルビーイング（その人がポジティブな選択をしたり人生の中さまざまな困難に対応するうえで役立つようなスキルや知識を身につけたりする力）と定義することもあります[*5]。

こうした定義の中では、こころの健康は、誰にでもある「こころの状態の揺らぎ」の連続体としてとらえることもできます（**図表4－1**）。

精神的な疾患があるかないかにかかわらず、わたしたちのこころの状態は日々変化します。いいときもあればそうではないときもあり、精神的な診断名がある人でもこころがほっとして豊かなときもあるし、その逆もあるでしょう。実際には、わたしたちの日々のこころの揺らぎのほとんどは、うつ病や不安障害などの診断基準を満たしません。でもそれはわたしたちの日常や周囲の世界とのかかわりに何らかの影響を与えるものです。

図表 4-1 心の健康とウェルビーイングは連続体

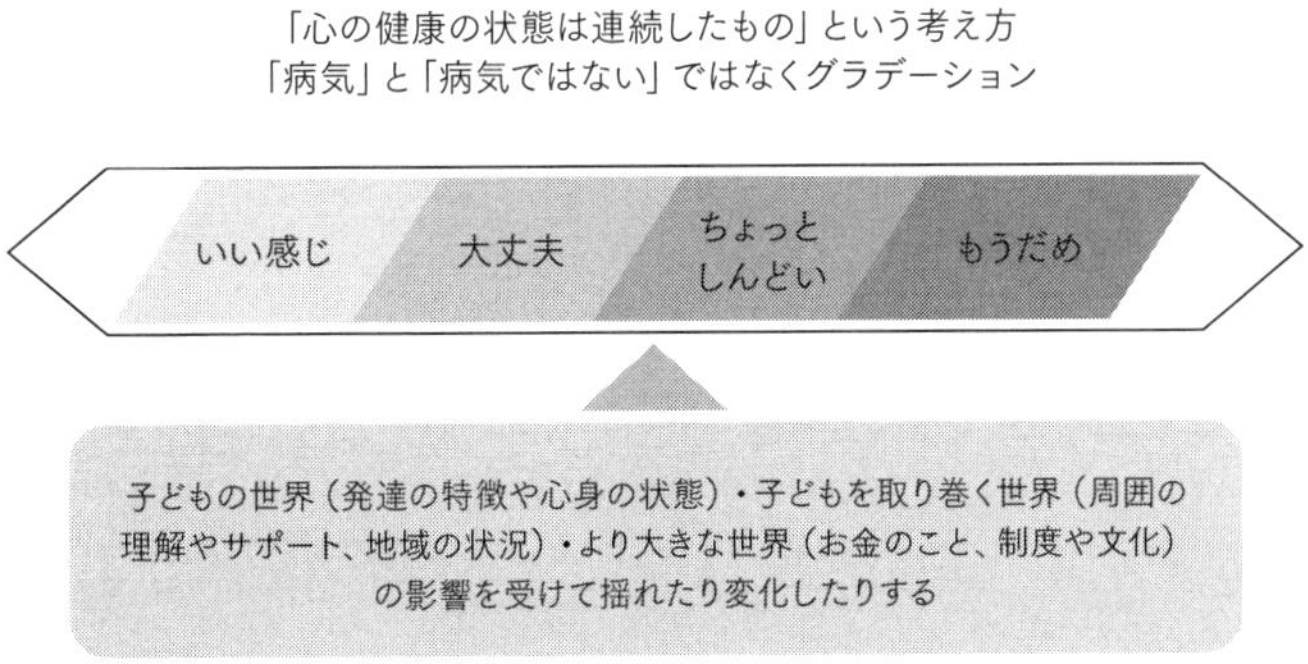
「心の健康の状態は連続したもの」という考え方
「病気」と「病気ではない」ではなくグラデーション
いい感じ
大丈夫
ちょっと
しんどい
もうだめ
子どもの世界（発達の特徴や心身の状態）・子どもを取り巻く世界（周囲の理解やサポート、地域の状況）・より大きな世界（お金のこと、制度や文化）の影響を受けて揺れたり変化したりする

出典）日本財団（2023）[＊6]

また、これまで見てきたように、特に子どもの場合には、その揺らぎは子どものライフコースや発達段階によって大きく変化することや、子どもを取り巻くエコロジカルモデルのさまざまな層によって強く影響を受けることを、あらためて強調しておきたいと思います。ちなみに、前述の連続体のモデルは、オーストラリアの「子どものこころの健康とウェルビーイングに関するストラテジー」の冒頭でも紹介されています[＊7]。国家などのエコロジカルモデルの外側のステークホルダーが、こころの健康を、動的な、誰にとっても大切なものとして定義することには大きな意味があると感じます。

(3) 子どものこころの健康を取り巻く状況

これまで述べてきたように、こころの健康の不調を来たすことは決してめずらしいことではありません。けれども、こころがとても不調な状態が長く続くと、それは生活そのものの困難につながる場合もあります。世界的には、生涯の中で何らかの精神疾患に罹患する人は人口の半数にも及ぶとされ、しかもそのうちの半分は10代半ばまでに、4分の3は20代半ばまでに発症するとされています。[*8] 2020年に世界中に住む思春期の子ども12億人のうち、精神疾患のある子どもは13%です。[*9] 診断のつく疾患は男児に多いものの、診断基準を満たさない精神的な不調は思春期女子に多いということもわかっています。[*10] こうした統計では、知的障害やADHDなどの子どもの認知や行動のあり方にかかわるものも含むので、それを純粋に「精神的に不調な人」の割合とすることには留意が必要ですが、思春期の子どもで最も多い診断は不安障害とうつ病（すべての診断のうちの約4割[*11]）ですので、一定の子どもたちが生活に著しく影響を与えるようなメンタルヘルスの不調を経験しているということは言えると思います。

日本の2008年の報告では、中学生のうつ病の生涯有病率は8・8%であったという報告があります。[*12] その後、コロナの流行により、子どもたちのメンタルヘルスに関心が寄せられたことで、さまざまな調査が行われました。国立成育医療研究センターの全国調査によると、2021年12月の時点で、小学5・6年生の9%、中学生の13%に中等度以上のうつ状態があることが明らかになりました。[*13] 同調査では、多くの子どもにストレス反応が出ていることが示されており、直近一週間で「死んだ方がいい、または自分を何らかの方法で傷つけようと思った」中学生は約15%（毎日そう考えている子どもは数%）、さらに実際に、「実際に自分のからだを傷つけた」のは小学校5~6年生の16%、中学生の13%で、数%は毎日自傷をしていたこともわかりました。日本財団の2022年の調査では、18歳~29歳の男女のうちで約半数の人が死にたい気持ちを持ったことがあり、その背景として人間関係やいじめ、進路の不安があったことを報告しています。[*14]

日本における若年者の自殺者は増加しています。日本の15~34歳の人の死因の一位は自殺で、国際的に見ても、G7の7か国（フランス、アメリカ、イギリス、ドイツ、日本、イタリア、カナダ）の中で、若い世代での死因の1位が事故による死亡をはるかに超えて自殺である国は日本だけです。[*15] 少子化の一方で、児童生徒の自殺者数は減少しておらず、むしろ近年は年間300人を超え、さらに増加傾向が続いています。

（4）子ども時代の体験とこころの不調

ここまでみなさんと、子ども時代の体験が子どもの育ちにどのような影響を与えるのか、逆境的体験やポジティブな体験、トラウマ・アタッチメント・発達の視点から見てきました。これまでの研究から、これらはこころの不調や精神疾患とも強い関係があることが明らかになっています。例えば、ACEsのスコアが4つ以上であると、うつは約2倍、薬物の使用は3倍、自殺企図は8倍近いオッズ比になることがわかっています。*16 逆境的体験をなくすことができれば、うつなどの気分障害の23%、不安障害の31%はなくすことができるという報告もあります。*17

うつ、不安、物質使用障害（アルコール嗜癖など）のある方のうち、逆境的体験がある場合には、その疾患の発症年齢が低く、併存症が多く、症状が重く、薬物治療への反応も乏しいこともわかってきました。*18 実際に、児童相談所でも、思春期の時点で、「うつ病」「自閉スペクトラム症」「反抗挑戦性障害」などの多数の診断を同時に受けている子どもは多くいます。同じように、養育者の方で過去にさまざまなトラウマを生き延びてきた人が例えば「双極性障害＋解離性障害＋ADHD＋アルコール嗜癖」のように、多数の診断をいろいろな医療機関で受けていて、薬物療法の効果が得られにくくて複数の薬を飲んでいたり、通院が途絶えていたりということもしばしば目にします。

また、アタッチメントもこころの健康を考えるうえでの重要な要素です。安定したアタッチメントは健康な心身の基盤となることはすでに解説した通りですが、アタッチメントの不安定さが、自閉スペクトラム症やADHDとよく似た症状を呈することはよく知られていて、「アタッチメント障害」と言われる疾患の診断基準には、「ASDやADHDによるものではないこと」という除外のための項目があるほどです（ただし、実際にはこの区別はとても難しいと思います）。さらに、発達障害を持つ子どもがそのほかの精神的な不調を呈しやすいこともわかっています。例えばASDを持つ方には、不安障害やうつ病などの気分障害が多いことが知られています。[*19]

一方で、PCEsのようなポジティブな体験を重ねることは、こころの健康にも影響を与えます。ベテルらの大規模な研究では、ACEsがあったとしても、PCEsがあればあるほど、うつなどの精神疾患が累積して減っていき、心理社会的なサポートを受けやすくなることが量的に示されています[*20]（**図表4－2**）。また、子ども時代に何でも自分のことを話せる信頼できる大人がいたと感じている人ほど、逆境があったとしても不健康な行動やアルコールの問題が少なく、こころのウェルビーイングが高いという報告もあります。[*21] こうした科学

図表 4-2　PCEs と成人期の心理社会的な健康

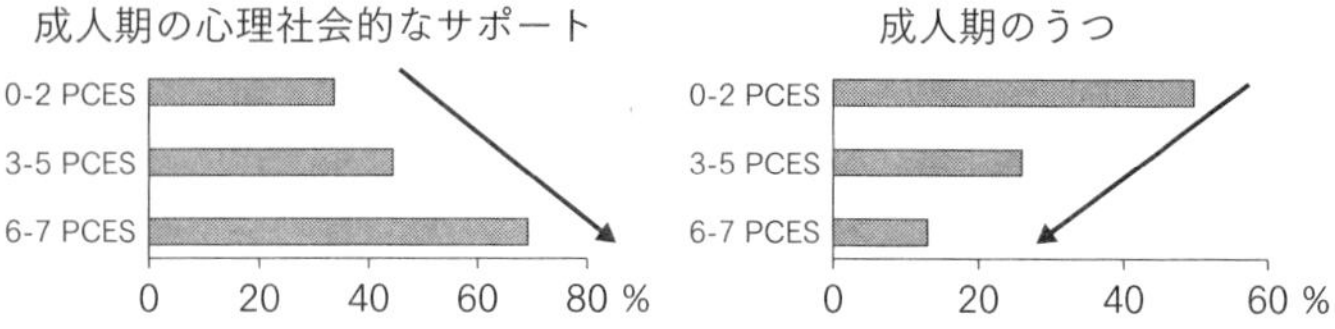

出典）Bethell, C. et al. (2019) をもとに著者作成。

的な知見は、たとえ逆境的な経験自体を人生から消せなかったとしても、その影響を少なくする方法が確かにあるのだということをわたしたちに伝えてくれています。

（5）「診断基準」への疑問

ある状態に診断があることは、その状態を表現する共通言語ができたり、根拠のある治療や支援やピアサポートを受ける土台やアクセスになったり、研究を推進することにつながったりします。ただし、特にこころの状態に関する診断は、身体疾患のように客観的な指標が必ずしもあるとは言えず、ここからここまでという境目が曖昧で、診断というよりはある意味「臨床的な判断」であるとも言えます。[*22]

その「診断」の際に参考にしているのが世界的に共通しているいくつかの「診断基準」と呼ばれるものです。これらは共通の土台を提供する非常に大切な柱であることはわかる一方、医師である立場でこんなことを言うのもおかしいかもしれませんが、現在の診断基準のあり方に疑問を感じることもあります。前提として、現在広く採用されている診断基準は、いくつかの症状や状態が列記されていて、それらを満たした場合に、ある診断に当てはまるというようなプロセスをとります（「操作的診断」と呼びます）。最近では、ただ症状のあるなしで病名を決めてカテゴリに分けるというやり方から、すべての状態はスペクトラム（白黒で決められない濃淡のあるもの）であり、病名ごとに必ずしも区切れない重複があるというような考え方も出てきてはいます。けれども、きちんと留意しないでこの診断基準だけを使ってしまうと、その子どもの持っているストーリーや生きてきた背景が見えにくく、ことの本質がわからないままに診断が独り歩きしてしまうことがあるように思うのです。

例えば、「反抗挑戦性障害」や「素行障害」という診断名があります。これは、前者であれば怒りっぽさや挑発的な行動、執念深さなどが、後者であれば人や動物への攻撃性（いじめや喧嘩や残酷な行為など）、破壊や窃盗やルール違反（家出や「学校を怠ける」）などが複数、一定の期間に存在すること、それにより本人が苦痛を体験していたりネガティブな影響を与えていたりすること、によって診断されます[*23]（「学校を怠ける」という表現など、診断基準に書かれている言葉自体に疑問が生じるものもありますが、ここではそのまま引用しています）。

あるいは、「境界性人格障害」という診断は「ボーダー」「ボーダーライン」などとして一般の方にも知られているので、聞いたことがある方もいらっしゃるかもしれません。これは「パーソナリティ障害」の中に位置づけられるひとつの病名です。対人関係の中での強い見捨てられ不安、自分を傷つけるような浪費や性行為や過食、自傷行為、気分や対人関係の不安定さなどを核としています。

これらを見ると、診断の根拠となっているのが、あくまで外から見てわかる行動や状態であって、その背景やその人のストーリーが見えにくいということがわかると思います。もちろん、身体の疾患でも、例えば「高血圧」や「アレルギー性鼻炎」などの診断がすなわちその背景のさまざまなことを表しているわけではないのですが、精神疾患の場合には特に、その診断自体に「この人はこういう人」などのジャッジやスティグマを伴いやすい（しかも診断名自体にそのようなニュアンスを含むものも未だにある）という特徴があります。さらに、「診断」という言葉は「治療すべき」「治すべき」という印象をもたらします。ある行動や状態が、本当はその人のユニークな特徴や適応の結果であっても、「診断」がついてしまうことによって、それを変えた方がいい、というような無意識のニュアンスが伴いやすいかもしれません。こうしたことから、精神的な疾患の診断の取り扱いにはより細やかな注意が必要だと、自戒を込めて感じます。

例えば、児童相談所でかかわっている子どもや養育者の方が、「反抗挑戦性障害」や「人格障害」といった診断を受けている場合があります。もちろん丁寧に診断をひもとけば、その子どもが反抗的な行動に至る背景や窃盗をするに至った想いが出てくるのだろうとは思うのですが、この診断名がカンファレンスなどで用いられ、「あの親は人格障害系の人だから」などと話されていたりするのを聞くたびに、わたしは何とも言えない気持ちになります。

特に、ここまで見てきたような、アタッチメント、トラウマ、発達の特徴に関連してさまざまな波の中を生きてきた子どもと養育者が呈する様相は、いわゆる「反抗的な行動」「素行の悪い状態」「気分や人間関係が不安定」などに見えることが往々にしてあると思います。でも、その状態の背景へのたくさんの注釈がつかないままに無意識的に使われるこの診断名によって、果たして誰がどんな得をするのだろうか、この診断名を告げられた子どもや家族にはどんな説明がなされているのだろうか（あるいはなされていないのだろうか）と思ってしまうのです。

虐待を体験した子どもは多重診断になりやすく、現在の診断基準で評価するのには限界があるという意見もあります。[*24] 診断そのものが悪いとか間違いだということではなく、医療者もそうではない人も、診断をするときや目の前の診断名を見たときに、その子どもを理解したような気にならず、そのプロセスに想いを馳せる余白をきちんと残していくことが大切だと思うのです。

Column

育休中の留学で学んだ「健康の社会的決定要因」

序章のコラムに、わたしは自分自身の経験から、その人の状態の背景にある要因やストーリーに強い関心を寄せながら生きてきたことを書きました。医療機関で働きながらさまざまな「疾患」のある子どもや周囲の方に出逢う中で、わたしはさらに「健康」や「病気」と呼ばれる状態の背景にも、個人の責任にはしにくい要因があることに確信を強めていきました。ですから、「健康の社会的決定要因（Social Determinants of Health: SDoH）」という言葉に初めて出逢ったときには感動しました。それだ！ というしっくり感とともに、学術的にこうしたことが1つのカテゴリとして探求されていることにふるえたのを覚えています。

ＳＤｏＨは「人々が生まれ育ち、生活し、働き、そして歳をとるという営みが行われる社会の状況」そのものであり、それがさまざまな経路で健康格差をもたらします。[*25] ＳＤｏＨは、社会格差、ストレス、幼少期の体験や状況、社会的排除、労働、失業、社会的支援、薬物依存、食品、交通などを含んでいますが、[*26] これまで何度か出てきたエコロジカルモデルの、本人の外側の部分とその相互作用と考えていただくとわかりやすいと思います。家庭の社会経済的な状況や、地域の特徴（貧困やアクセスの格差）、地域社会のつながり、そのときの政策や安全保障、文化などは、直接あるいは間接的に健康に影響を与えます。例えば、家庭の経済的な困窮は地域の特徴やその時代の政治的状況と関係がありますし、経済的に困窮していれば、食事の内容や医療へのアクセスにも差が生じ、その人を取り巻く人間関係に影響を及ぼすかもしれません。個人の健康はその人の責任でつくられるものではなく、社会が公正であるかどうかによって決まる部分も大きいということです。

わたしは学ぶことがとても好きで、健康の社会的要因についてもっと勉強したいと思うようになりました。そしていろいろなことを調べるうちに、こうしたことは「公衆衛生」という学問分野で学べることがわかりました。公衆衛生は英語だとパブリックヘルス（Public Health）と呼びます。つまり、社会全体の健康、といったところでしょうか。一人の患者さんを診察室で診療する、ということもとても大切ですが、そもそも人々が病気になりにくくなったり、何かサインがあったときに早めに気づいたりするためには、社会はどうあるといいのか、ということを研究する学問とも言えるかもしれません。

思いついたらすぐに行動してしまうわたしは、公衆衛生の大学院について情報収集を始めます。世界中の大学院を調べながら、こんなところで勉強したいなぁと夢を膨らませているとき、自分が妊娠していることがわかりました。さらにそのタイミングで、アメリカのとても歴史のある公衆衛生大学院であるジョンズ・ホプキンス大学ブルームバーグ公衆衛生大学院が、ほぼ完全オンラインでの学習の機会を提供していることを知りました。なんだか背中の後ろから風が吹いてきたように、わたしは導かれて準備を始め、出産とほとんど同時に入学をすることになります。

大学院での学習の目標としては、「何らかの逆境体験のある子どもの、ライフコースにわたるこころの健康の社会的決定要因（ＳＤｏＨ）について、特に、関係性などのつながりの文脈で学ぶこと」を掲げました。実際に、ＳＤｏＨの一般的な概念について、また、子ども時代の体験、人種やその人のルーツ、信条や地域的な特徴がどういった経路で健康に影響するかなどをさまざまな面から学びました。

修士論文では、子どもたちへのアンケート結果から、コロナの流行などのストレスがかかる状況で「自分の声が聴かれている」と感じるほど、主観的な生活の質（ＱＯＬ）のスコアが高いことを明らかにし[*27]、最優秀論文賞をいただきました。日本でもだんだんとこうした概念が知られるようになってきたことを嬉しく思うとともに、今後もウェルビーイングのあり方を個人の責任にせず、社会の公正を保障していくという観点でアプローチしていける世界を目指して、学びや実践を続けていきたいと思います。

(6) しんどいって言えない

こころの調子が悪いとき、読者のみなさんはどのようにしているでしょうか。のんびり散歩をする、美味しいものを食べる、お気に入りの入浴剤を入れるなど、一人でちょっといい時間を過ごすことも、大切なコーピング（対処方法）です。また、誰かに話したり愚痴をこぼしたりすることは、心身の調子を整え、ウェルビーイングでいるために役立つ柱のひとつです。

一方で、苦しいときに「しんどいな」「助けてほしい」と誰かに相談することは、決して容易なことではありません。先に紹介した日本財団の調査では、死にたい気持ちになったときに誰かに相談した人は半数以下で、多くの人が一人でなんとかしようとしていたことがわかります。国立成育医療研究センターの調査でも、子どもたちが相談することに高いハードルを感じていることが明らかになりました。この調査では、子どもたちにまず典型的なうつ状態にある「太郎くん」のエピソードを読んでもらい、太郎くんは助けが必要な状態だと思うかを尋ねました。[*28]すると、95％の子どもが「太郎くんは助けが必要な状態」だと感じたにもかかわらず、「もしも自分がその状態だとしたらどうするか」という設問には、小学5〜

図表 4-3 「相談してね」では、抑うつが重い人にたどりつけない

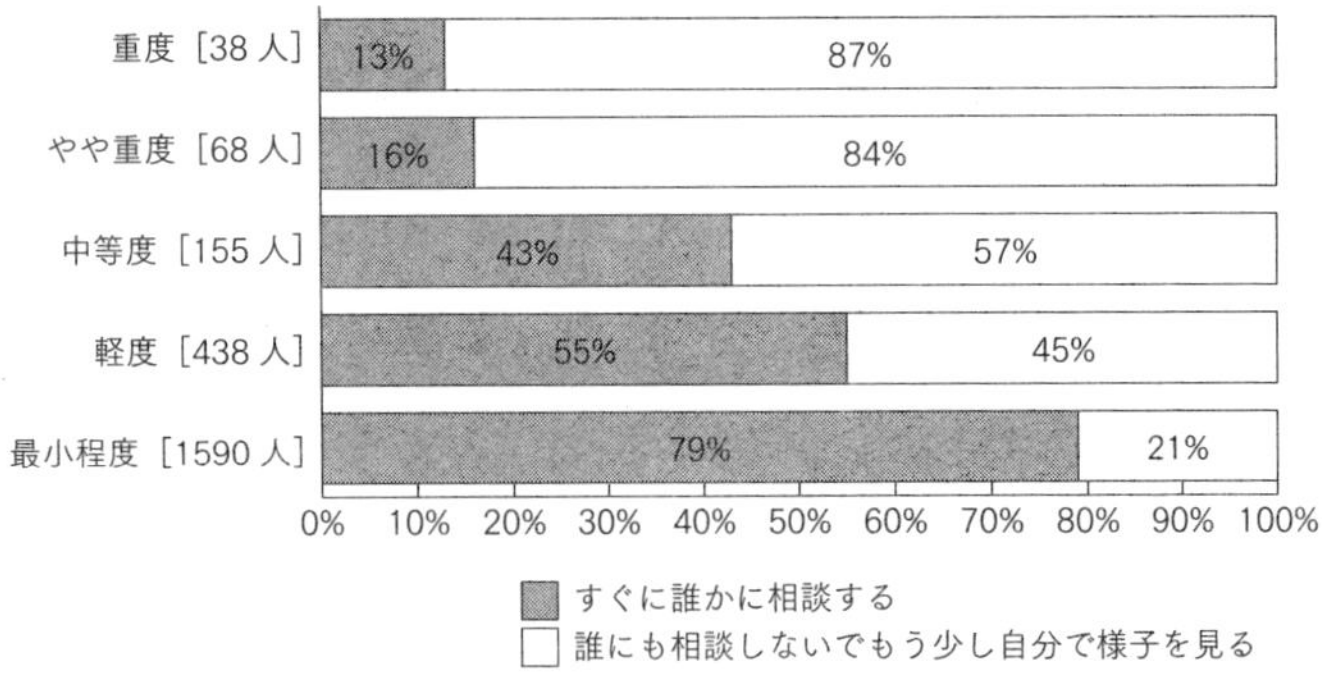

出典）国立成育医療研究センターコロナ×こども本部（2022）

6年生の25％、中学生の35％が「誰にも相談しないでもう少し様子を見る」と答えているのです。また、相談しないと答えた子どもほど、「気持ちを表現できなさそう」「真剣に聴いてもらえなさそう」と答える割合が高く、相談への期待が低く、表現へのハードルも低いことが示唆されました。さらに、子どもの抑うつの程度と相談するかどうかをクロス集計すると、最小程度の抑うつ症状がある子どもの80％弱が「相談する」と答えたのに対して、重度の抑うつ状態にある子どもではその割合は20％に満たず、抑うつ状態にある子どもほど相談する割合は低いことがわかりました（**図表4-3**）。抑うつが重いことが相談のできなさにつながっているのか、相談する・できるという状態が抑うつに保護的に働いているのかはこの解析結果からは明らかにはできませんが、メンタルへルスの不調を持つ子どもにとって相談することは決して簡単なことではないことを教えてくれる結果です。

「先生あのさー、〝なんでも相談してね〟といかいう大人が、一番信用できないんだよね」

一時保護所で出逢ったある子どもが伝えてくれた言葉です。実は、「助けを求める」プロセスは単純ではありません。相談するには、まず、自分のしんどさに気がつき、助けが必要であると判断し、相談する人が思い浮かび、助けを求めようと決断して、自分の想いを言語化し、さらに相手から差し出された「助け」を受け止め咀嚼《そしゃく》する…という壮大な流れを行わないといけないこと、それを「相談してね」と子どもに丸投げしていることがあるかもしれないことを、ハッと思い出させてくれたような言葉でした。

中には「しんどい」という自分の気持ちすらわからなくなり、感じられなくなっているような子どもたちにも出逢います。特に、繰り返しの虐待やいじめなどのトラウマを体験している子どもたちの中には、自分の気持ちを切り離して感じないようにすることが、生き延びる手段となっている場合もあるでしょう。それが周囲からは、困っていないように見えたり、助けを求めていないように感じられたりするのかもしれません。ＳＯＳの出し方教育の以前に、すでに言語や非言語でさまざまに出されているSOSに、周囲がいかに気づき反応するかが大切だと感じます。

（7）こころのしんどさを受け取ったときにできること
――特に「死にたい気持ち」について

先ほど、死にたい気持ちになったときに誰かに相談した人は半数以下だという調査結果を引用しましたが、[*29] これはつまり、半数くらいの人は誰かに相談することがある、という実態も伝えてくれています。この調査では、相談先として友人・同級生、家族、知人、スクールカウンセラー、SNSなど幅広く回答があり、誰もが死にたい気持ちやこころのしんどさの相談を受ける可能性があることを示しています。わたしは学校や公的機関などの多くの場所で講演をさせていただくのですが、講演後の質問でも特に多いのが、希死念慮や自傷行為などへの対応や、つらい気持ちを受け取ったときにできることについてです。

まず、基本的なこととして覚えておくと役に立つのは「TALKの原則」と呼ばれるものです[*30]（**図表4－4**）。

アスク（Ask）について、子どもに死について尋ねたり、こころの不調について話しても

図表 4-4　TALK（トーク）の原則

テル（Tell）：言葉に出して心配していることを伝える 例）「死にたいくらいつらいことを教えてくれてありがとう。今のあなたのことがとても心配です」
アスク（Ask）：「死にたい」という気持ちについて、はっきりと尋ねる 例）「どんなときに死にたいと思いますか」
リッスン（Listen）：話を聴く 行動の良し悪しを判断して止めようとしたり、命の大切さを説いたりすることは孤独感を増す。どうしてそこまで追い詰められたかの背景を理解することに努める。
キープ・セーフ（Keep safe）：安全を確保する 危険と判断したら、ひとりにしないで寄り添い、周囲から適切な援助を求める。

出典）衞藤・西村（2014）をもとに著者作成。

らったりすると、死にたい気持ちを助長するのではないか、という心配をする方もいらっしゃるかもしれませんが、実際には、死にたい気持ちについて話すことは危険なことではありません。むしろ、子どもが死について話をしても否定されない、受け止めてもらったと感じることで、少なくとも死にたい気持ちは強くならず、良い効果があるという報告もあります。*31

また、リッスン（Listen）については、いくつかの「やらない方がいいこと」があるので、こころに留めておくといいかもしれません。まずは、死にたい気持ちや自分を傷つけたい気持ちについて子どもが表出してくれたときに、頭ごなしに叱ったり説教をしたり、「悲しいから死なないで」と懇願したり、命の大切さを説いたり、死なない約束を取り付けようとしたりしないことです。それは子どもたちの「助けて」を封じ込めてしまいます。

熱心な人ほど、あるいは子どもを心配している人ほど、話を聴いたときに「何か役に立つことを言わなくては」「解決策を提示しなくては」と急いでしまい、このような対応をしてしまうことがあります。あるいは、死にたいという開示の後にそれ以上子どもが何も話してくれないので、沈黙に耐えきれずに、何かアドバイスをしようとしてしまうこともあるかもしれません。それ自体は自然な気持ちで、子どもを思う気持ちがあってのことなのだと感じます。

一方で、子ども側からすると、自分の筆舌に尽くしがたい気持ちをその人の基準で評価されたと感じたり、子どもの気持ちを十分に聴く前に何かをしなさいと言われてしまったと受け止めたりしてしまう可能性もあります。でも、実際には、死にたい気持ちを抱き、自分を傷つけている子どもたちが求めているのは、評価や指導や、危険の回避のための（そして大人の言い訳のための）約束ではないのです。

死にたいほどつらいけどどうしようもないこのしんどさに、一緒に留まってくれる存在。曖昧なまま留まるのは、大人も楽ではないけれど、そこにただいるその時間を持ちながら、共に考えてくれる関係性こそが、子どもにとっての保護因子になるのだと思います。

また、子どもにかかわる人からよくある相談のひとつが「他の人に言わないで」と言われたときの対応です。死にたい気持ちだけではなく、学校に行きたくない気持ちや、実は夜眠れていない、パパ活をしている、など、何かを打ち明けてくれた子どもが「これは他の人には秘密にして」と言うことはしばしばあります。

その場合であっても、基本的には、子どもの命や安全を守るために必要な情報を彼らにとって重要な周囲の大人と共有することが、より多くの目で子どもの安全を守ることにつながることが少なくありません。これはキープ・セーフ（Keep safe）すなわち、子どもとそれを聴いた人双方の安全を確保する方法のひとつでもあるのです。

ここで重要なことは、どうして子どもが周囲に共有されることを拒否しているのか、その背景を理解するための対話をすることです。過去にリストカットに対して叱責されたことがあるかもしれないし、養育者の日々の気持ちの波が激しく、伝わることで悲しませてしまうことを気にしているかもしれません。こうした背景を尋ね、一緒に考えることで理解することで、子どもの懸念を少しでも軽くできる方法で、安心できる最小限の相手に伝える具体的な方法を、本人と話し合うことができる可能性があります。

ちなみに、自殺念慮を持ったことのある方が「わたしはＴＡＬＫの原則は嫌い」と教えてくれたことがあります。理由を尋ねると、その方はＴＡＬＫの原則について知っているので、その形式っぽい感じで反応されると「ハイ、ＴＡＬＫキター」と思って、マニュアル的な対応だと感じ、一気に引いてしまうのだそうです。なるほど、と思いました。確かに、いろいろな知識やスキルを得ることはとても大切なのですが、他方で、その人の個別の背景や様子に気を配り、自分も揺らぎながら人間らしくあることの貴重さを教えてもらった気がしました。

そして、ここでも大切なのは、自分自身の傷つきにも気がついていることです。第3章(10)に書いたように、誰でも、いろいろな話を聴いて状況を受け止めようとして傷つくことがあります。ご自身のこころの様子を大切にしながら、一人で抱えなくてもいいような状態をつくることを、個としても社会の仕組みとしてもできたらいいなと思います。

Column

子どものこころの健康の政策と子どもの声

わたしは2021年から、内閣官房の「こども政策の推進に係る有識者会議」の委員を務め、その後、こども家庭庁の設立が決まったのちにはこども家庭庁設立準備室のアドバイザー、2023年にこども家庭庁が正式に発足してからはこども家庭庁でのアドバイザーを務めています。

アドバイザーというと曖昧な言葉ですが、実際に何かこれをやるということが決まっているというよりは、試行錯誤で自分の持っている専門性を子どもにかかわる政策にいかに還元できるかについていつも迷いながら体当たりしているという感じです。実際には、子どもの権利とウェルビーイング、アタッチメントやトラウマ、発達の視点が政策に盛り込まれるように行政の方と一緒に考えたり、こども家庭庁が子どもや社会に対して発信をしたり、子どもにアンケートやヒアリングを行うときに、人権やトラウマの視点が大切にされるような広報を目指したり、子どものヒアリングのファシリテーターを務めたり…と、業務は多岐にわたります。

その中でも2023年に大切に取り組んだのが、こども家庭庁がNTTデータ研究所に委託して行った、「こどもの心の健康に関する調査研究事業」です。子どものこころの健康については、平成26（2014）年3月に取りまとめられた「健やか親子21（第二次）」の基盤課題「学童期・思春期から成人期に向けた保健対策」において、10代のメンタルヘルスケアが主要な課題として位置づけられ、「子どものこころの問題に関しては喫緊の課題」だとされています。

わたしがかかわらせていただいた「こども政策の推進に係る有識者会議報告書」でも、幼児期から学童期、思春期を通して、子ども時代はライフコースを通した心身の健康の土台となる時期であり、子どものこころのケアの充実が重要であることを記載していただきました。さらに2023年に閣議決定された「成育医療等の提供に関する施策の総合的な推進に関する基本的な方針」において、子どものこころの健康は、「子どもの発達特性、バイオサイコソーシャルの観点（身体的・精神的・社会的な観点）等も踏まえたうえで、行政機関、教育機関、民間団体等による多職種の連携を通じ、乳幼児期から思春期に至るまでの継続した支援を行うことが重要」と記載されています。

このように、子どものこころの健康に関して、国を挙げて取り組んでいくことが必要なのは明らかです。一方で、子どものこころの健康についての国の取り組みは、自殺や不登校や発達障害など、それぞれのトピックごとにはなされているものの、子どもの包括的なウェルビーイングの大切な一部であり、子どもたちが享受すべき権利であるという視点での全体像の整理は不十分なのではないかと個人的に感じていました。

少なくとも、こころの健康についての国内のデータや、国内外における具体的な取り組みを整理し、子どものこころの健康に関する施策の検討や評価を行うための枠組みを検討するための材料を揃えることが必要だと感じました。かつ、ここに子どもたちが参画してこそ、本当の意味での子どものこころの健康の全体像が明らかになるとわたしは強く信じていました。

そこで、同じくアドバイザーをしていた児童精神科医の小澤いぶきさんやこども家庭庁の方たちと相談して、単年度の事業ではあるのですが、「こどもの心の健康に関する調査研究事業」を行うことになったのです。研究事業の中では、子どものこころの健康のために目指す姿や、大切にしたい原理原則について、既存の文献や国内外の取り組みなどから整理し、さらに子どもたちから意見をもらってブラッシュアップしました。

また、こころの健康と深くかかわるウェルビーイング（「しあわせ」）について、子どもたちがどのようにとらえているのか、必要なことはどんなことで、国や社会には何ができるか、子どもたち自身はどんなことをしたいか／すでにしているかなどについても、言語・非言語で尋ねました。

子どもたちが伝えてくれた「しあわせを感じるとき」には、

- 安全、安心、食べる、寝る、笑うなど、何気ない日常
- 自分を大切にすること、自分の好きなことややりたいことができること
- 何かを頑張ったりやりがいを感じられること
- 受け入れられること、認められること、必要とされること、愛されること、尊重されること、人に甘えられること
- 自分を大切にすること、そして家族や友人といること、他人のことを大切にすること、他の人が幸せそうにしていること

などの答えがありました。「ない」「わからない」という回答も複数あり、これもとても大切な意見だと感じました。

また、「しあわせでいるために自分がやっていることや大人や社会に考えてほしいこと」については、「やってみたい・やっていること」として自分の意見を言う、深呼吸する、他人を思いやる、人や社会のために何かをする、知る・学ぶ・伝える、まだ何もやっていない、など、「大人に考えてほしいこと」として、聴いてほしい、理解してほしい、尊重してほし

い、信頼してほしい、見守ってほしい、一緒に考えたり喜んだりしてほしい、サポートしてほしい、お手本になってほしい、など、さらに「あったらよいと思う社会のルールなど」については、決めつけない、安全・安心が守られる、子どもの権利が確保される、などの声が寄せられました。

詳細についてはぜひレポート*[32]を参照していただきたいと思います。今回は、子ども向けのレポート*[33]を作成することにも注力しました。特に、一方的に大人が伝えたいことを「子ども向けっぽく」するのではなく、伴走するキャラクターがいたり絵本のように手に取れるようなデザインにしたり子ども自身が書き込める場所をつくったりするなどして、できるだけ誰もが安心して、双方向のコミュニケーションの土台として届けられるように工夫しています（次頁以降に一部抜粋しました）。

我が国の子どものこころの健康やウェルビーイングを推進する政策が、子どもの権利に基づき、こころを揺らぎのある動的なものとしてとらえ、さらにすべての子どもの声と共にあるものであることを、今後も願っています。

しあわせについて考《かんが》えてみた

「心《こころ》の健康《けんこう》」と深《ふか》くかかわりがあると言《い》われている「しあわせ」について、こどものみなさんと一緒《いっしょ》に考《かんが》えてみました。

Q. どんなときにしあわせを感《かん》じる？

＼いろいろ／

- 友人《ゆうじん》とコミュニケーションをとり、自分《じぶん》が認《みと》められていると安心感《あんしんかん》を得《え》たとき、挨拶《あいさつ》が返《かえ》ってきたとき
- 鉄道《てつどう》の動画《どうが》を見《み》てるとき、赤《あか》ちゃんの世話《せわ》をするとき、おやつ食《た》べたとき、ゲームしてるとき、プラレールしてるとき
- 悩《なや》み事《ごと》ややらなければいけない事《こと》がないとき
- 自分《じぶん》の心《こころ》が穏《おだ》やかであると感《かん》じるとき
- 年末年始《ねんまつねんし》など、今日《きょう》は何《なに》もしないで良《よ》いと決《き》めていて、特《とく》に予定《よてい》がないとき
- 着《き》るものがある、食《た》べるものがある、という経済的《けいざいてき》なことから、心《こころ》の安心《あんしん》を得《え》られ、余計《よけい》なことでこまったりしないとき
- 自分《じぶん》が本当《ほんとう》にやりたいと思《おも》っていたことに時間《じかん》を使《つか》えたとき
- 無《な》し

しあわせなんてない…
みたいなときもあるよね

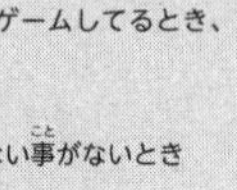

＼育《そだ》ち暮《く》らす環境《かんきょう》*／

- ただたわいもない会話《かいわ》で笑《わら》い合《あ》っているとき
- 全員《ぜんいん》の気持《きも》ちがくつろいでいるとき
- 家族《かぞく》が自分《じぶん》を大切《たいせつ》にしてくれると思《おも》ったとき
自分《じぶん》の考《かんが》えに理解《りかい》を示《しめ》してくれたとき
- 家族《かぞく》のことが嫌《きら》いではないが、価値観《かちかん》が全《まった》く合《あ》わないので、一緒《いっしょ》に過《す》ごす時間《じかん》を作《つく》らないと考《かんが》えてしまうため、あまりないです。

＊ 血《ち》のつながった家族以外《かぞくいがい》の環境《かんきょう》（里親《さとおや》や施設《しせつ》やそのほかの環境《かんきょう》など）もふくめて、こどもが育《そだ》ち暮《く》らす環境《かんきょう》のことを指《さ》します

＼学校《がっこう》／

- やすみじかんに、ともだちと、かかりのしごとをしたり、こうていであそんだりしているとき
- 宿題《しゅくだい》が少《すく》なくなったとき
- 自分《じぶん》のやりたいことを自由《じゆう》にやってるとき。一人《ひとり》で本《ほん》を読《よ》むとき。だから「一人《ひとり》がかわいそう」と外遊《そとあそ》びに誘《さそ》われるとちょっと困《こま》る。
- 自分《じぶん》の居場所《いばしょ》（自分《じぶん》の教室《きょうしつ》、席《せき》）にいられるとき。自分《じぶん》の意見《いけん》を受《う》け止《と》めてもらえたとき。先生《せんせい》から、自分《じぶん》の考《かんが》えや気持《きも》ちを大切《たいせつ》にされていると感《かん》じられるとき。一緒《いっしょ》にいて居心地《いごこち》の良《よ》い友達《ともだち》と過《す》ごすとき。
- いじめがなく、楽《たの》しく笑《わら》って、みんなと仲良《なかよ》くするとき

2023年《ねん》12月《がつ》　こども若者《わかもの》★いけんぷらすに登録している7～29歳《さい》の127名《めい》がアンケートに回答《かいとう》してくれました

心《こころ》の健康《けんこう》のために大切《たいせつ》にすること

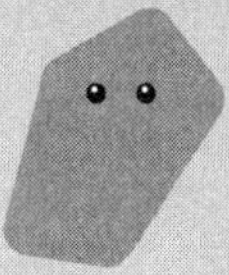

すべてのこどもの心《こころ》の健康《けんこう》のために、社会全体《しゃかいぜんたい》で「**目指《めざ》すこと**」とそれを実現《じつげん》するときに「**大切《たいせつ》にすべき基本的《きほんてき》な考《かんが》え方《かた》**」について、現時点《げんじてん》の日本《にほん》や海外《かいがい》の法律《ほうりつ》や理念《りねん》などをもとに整理《せいり》しました。整理《せいり》した内容《ないよう》をこどものみなさんやこどもに関《かん》する専門家《せんもんか》の方々《かたがた》に見《み》てもらい、できるだけわかりやすくなるようにしたものがこちらです。

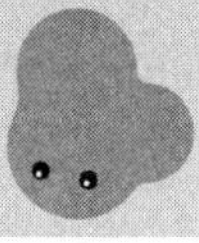

社会全体《しゃかいぜんたい》で目指《めざ》す5つのこと

1. こどもの権利《けんり》が保障《ほしょう》されていること

- □ 自分《じぶん》には権利《けんり》があり、権利《けんり》が守《まも》られると感《かん》じられる
- □ 自分《じぶん》の力《ちから》を信《しん》じて発揮《はっき》できる環境《かんきょう》がある

2. 安心《あんしん》・安全《あんぜん》が保《たも》たれていること

- □ 衣食住《いしょくじゅう》や金《かね》に困《こま》らない環境《かんきょう》がある
- □ 戦争《せんそう》、暴力《ぼうりょく》、いじめ、差別《さべつ》などの危害《きがい》や危険《きけん》がない
- □ まわりの人《ひと》の愛情《あいじょう》を感《かん》じられる

3. 心《こころ》だけでなく身体《しんたい》・社会的《しゃかいてき》な健康《けんこう》がトータルに保障《ほしょう》されていること

- □ 心《こころ》も身体《からだ》も社会的《しゃかいてき》にも、ちょうどいい状態《じょうたい》である
- □ 一人《ひとり》ひとりの状態《じょうたい》に合《あ》ったサポートがある

4. 学《まな》び、成長《せいちょう》できる環境《かんきょう》があること

- □ 学《まな》び、遊《あそ》び、自己表現《じこひょうげん》など自分《じぶん》に合《あ》った方法《ほうほう》で好奇心《こうきしん》を広《ひろ》げたり自分《じぶん》を成長《せいちょう》させたりする機会《きかい》がある
- □ 社会生活《しゃかいせいかつ》に必要《ひつよう》なことを身《み》につける機会《きかい》がある

5. 社会《しゃかい》のなかで自分《じぶん》の居場所《いばしょ》があること

- □ 社会《しゃかい》に受《う》け入《い》れられ、自分《じぶん》でいて大丈夫《だいじょうぶ》だと感《かん》じられる
- □ 自分《じぶん》とまわりの人《ひと》を大切《たいせつ》にできる

7

こどものみなさんからの意見《いけん》

7～8ページの「心《こころ》の健康《けんこう》のために大切《たいせつ》にすること」を作成《さくせい》するときに、こどものみなさんからいただいたのは、このようなご意見《いけん》でした。

いろんな人《ひと》がこどもの心《こころ》の健康《けんこう》を豊《ゆた》かにできる主体《しゅたい》であることを受《う》け取《と》れると良《よ》い。

虐待《ぎゃくたい》など、守《まも》られていない状態《じょうたい》を自覚《じかく》できない場合《ばあい》がある。

「すべてのこどもに保障《ほしょう》されている」と書《か》かれているが、保障《ほしょう》されていない状態《じょうたい》にある人もいる。

アイデンティティは「自分《じぶん》が自分《じぶん》であると感《かん》じられること」だけでなく、「他者《たしゃ》からどう見《み》られるのか」も一つの要素《ようそ》ではないか。

貧乏《びんぼう》だと食《た》べ物《もの》も服《ふく》も買《か》えないかもしれない。

地震《じしん》や戦争《せんそう》に対《たい》しての備《そな》えができているか不安《ふあん》に感《かん》じる。

「心《こころ》の健康《けんこう》」の考《かんが》え方《かた》が当《あ》たり前《まえ》になっていないので自分事《じぶんごと》として捉《とら》えにくかった。

こども自身《じしん》に権利《けんり》がある・こども自身《じしん》の力《ちから》を信《しん》じてもらえて、自分《じぶん》の力《ちから》で問題《もんだい》を解決《かいけつ》しようとすることが認《みと》められるといった説明《せつめい》があると良《よ》い。

「大人《おとな》が困難《こんなん》な状況《じょうきょう》にいるこどもを見《み》つけて」という表現《ひょうげん》がひっかかる。
こどもが自分《じぶん》で対処《たいしょ》できる場所《ばしょ》、こどもが自分《じぶん》の心《こころ》の健康《けんこう》について自主的《じしゅてき》に話《はな》したり、助《たす》けが必要《ひつよう》なら求《もと》められるような、こどもが主体《しゅたい》になる環境《かんきょう》を作《つく》ってあげるのが良《よ》いのではないか。

自分《じぶん》が好《す》きなことを見《み》つけられる機会《きかい》があると良《よ》い。

環境《かんきょう》にはデジタルやオンラインも含《ふく》まれる。

2024年《ねん》1月《がつ》　関心《かんしん》をもってくれた小学生《しょうがくせい》～大学生《だいがくせい》の19名《めい》が声《こえ》を聴《き》かせてくれました

レポート制作《せいさく》チームより

みなさんの意見《いけん》からの気《き》づきがたくさんあります。どのように反映《はんえい》させてもらったかは、全体《ぜんたい》レポートの方《ほう》をぜひ見《み》てみてください（10ページ下《した》にリンクがあります）。
こどものみなさんに「自分《じぶん》たちのことだ」としっくりくるような表現《ひょうげん》にしたり、誰《だれ》でもわかりやすい言葉《ことば》をつかったり、より伝《つた》わりやすいデザインにしたり…など、まだまだ課題《かだい》がたくさんあると感《かん》じています。
今後《こんご》もこどものみなさんと一緒《いっしょ》にこうした対話《たいわ》を続《つづ》けていくことが必要《ひつよう》だと考《かんが》えています。

第4章のまとめ

この章では、子どものこころの健康に焦点を当てました。「こころの健康」とは何かを考えるとき、それを病気の有無ではなく、ウェルビーイングの源の一部として、また、誰にでもある「こころの状態の揺らぎ」の中でちょうどよく変化していける動的なものとしてとらえ、個人の問題ではなくエコロジカルモデルの相互作用の中で生まれるプロセスと考えることができると提案しました。

その中で、わたしたちが誰でも持ちうるスティグマに気がつき、操作的な診断に振り回されることなく背景やストーリーを理解しようとすることの大切さにも触れました。また、子どものこころの状態の疫学を紹介しながら、特に「しんどいって言えない」状態や死にたい気持ちについて、一人ひとりにできることを考えました。

こころの不調を持つ子どもの存在に触れたとき、あるいは、自分のこころの不調に気づいたとき、それを誰もが経験しうる揺らぎとしてニュートラルにとらえながら、エコロジカルモデルの中でそれぞれがどのような状態であると、その人がウェルビーイングでいられるかどうかを自然に考えることのできるわたしたちであることができたらいいなと思います。次の章からは、その具体的なヒントにもなる、子どもたちの中にある力、レジリエンスについて考えていきたいと思います。

注

＊1 UNICEF. (2021). *The State of the World's Children 2021: On My Mind. Promoting, protecting and caring for children's mental health.* UNICEF.

＊2 WHO. (2013) *Mental Health Action Plan 2013-2020.* 6.

＊3 前掲注1

＊4 UNICEF Innocenti. (2020). *Worlds of Influence: Understanding what shapes child well-being in rich countries, Innocenti Report Card 16.* UNICEF Office of Research.（公益財団法人 日本ユニセフ協会 広報室訳（2021）『イノチェンティ レポートカード16 子どもたちに影響する世界――先進国の子どもの幸福度を形作るものは何か』公益財団法人 日本ユニセフ協会）

＊5 Keyes, C. L. (2014). Mental Health as a Complete State: How the salutogenic perspective completes the picture. In: Bauer, G. F., & Hammig, O. *Bridging Occupational, Organizational and Public Health: A Transdisciplinary Approach.* Springer. 179-192.
UNICEF. (2019). *Mental Health and Psychosocial Technical Note.* 4.

＊6 日本財団（2023）「こども1万人意識調査報告書」（詳細版）「コラム2：こどものこころの健康とウェルビーイング」p.13より。これは、オーストラリア政府の作成したThe National Children's Mental Health and Wellbeing Strategy, p.28, 2.2 Wellbeing continuum Box1のWellbeing continuumの概念図をもとに、小澤・山口が作成したもの。

＊7 National Mental Health Commission. (2021). *National Children's Mental Health and Wellbeing Strategy.*

＊8 Kessler, R. C., Berglund, P., Demler, O., Jin, R., Merikangas, K. R., & Walters, E. E. (2005). Lifetime prevalence and age-of-onset distributions of DSM-IV disorders in the National Comorbidity Survey Replication. *Archives of general psychiatry,* 62(6), 593-602.

＊9 Institute for Health Metrics and Evaluation. GBD Results Tool. http://ghdx.healthdata.org/gbd-results-tool

＊10 Campbell, O. L. K., Bann, D. & Patalay, P. (2021) The Gender Gap in Adolescent Mental Health: A cross national investigation of 566, 829 adolescents across 73 countries. SSM. *Population Health*, vol.13, no.100742.

＊11 UNICEF analysis based on estimates from the Institute for Health Metrics and Evaluation (IHME), Global Burden of Disease Study, 2019.

＊12 佐藤寛・下津咲絵・石川信一（2008）「一般中学生におけるうつ病の有病率――半構造化面接を用いた実態調査」『精神医学』50（5）、439～448頁

＊13 国立成育医療研究センターコロナ×こども本部（2022）「コロナ禍における思春期のこどもとその保護者のこころの実態報告書」https://www.ncchd.go.jp/center/activity/covid19_kodomo/report/CxCN_repo.pdf

＊14 日本財団（2022）「日本財団子どもの生きていく力サポートプロジェクト『日本財団第5回自殺意識調査』報告書」https://www.nippon-foundation.or.jp/app/uploads/2023/04/new_pr_20230407_02.pdf

＊15 厚生労働省（2020）「令和2年版自殺対策白書」https://www.mhlw.go.jp/content/r2g-1-1.pdf

＊16 Merrick, M. T., Ports, K. A., Ford, D. C., Afifi, T. O., Gershoff, E. T., & Grogan-Kaylor, A. (2017). Unpacking the impact of adverse childhood experiences on adult mental health. *Child abuse & neglect*, 69, 10-19.

＊17 Kessler, R. C., McLaughlin, K. A., Green, J. G., Gruber, M. J., Sampson, N. A., Zaslavsky, A. M., Aguilar-Gaxiola, S., Alhamzawi, A. O., Alonso, J., Angermeyer, M., Benjet, C., Bromet, E., Chatterji, S., de Girolamo, G., Demyttenaere, K., Fayyad, J., Florescu, S., Gal, G., Gureje, O., Haro, J. M., Hu, C. -Y., Karam, E. G., Kawakami, N., Lee, S., Lepine, J. P., Ormel, J., Posada-Villa, J., Sagar, R., Tsang, A., Ustun, T. B., Vassilev, S., Viana, M. C., & Williams, D. R. (2010). Childhood adversities and adult psychopathology in the WHO World Mental Health Surveys. *The British Journal of Psychiatry*, 197(5), 378-385.

＊18 Teicher, M. H., & Samson, J. A. (2013). Childhood maltreatment and psychopathology: A case for ecophenotypic variants as clinically and neurobiologically distinct subtypes. *The American journal of psychiatry*, 170(10), 1114-1133.

*19 Lord, C., Elsabbagh, M., Baird, G., & Veenstra-Vanderweele, J. (2018). Autism spectrum disorder. *Lancet*, 392(10146), 508-520.

*20 Bethell, C., Jones, J., Gombojav, N., Linkenbach, J., & Sege, R. (2019). Positive childhood experiences and adult mental and relational health in a statewide sample. *JAMA Pediatrics*, 173(11). https://www.ncbi.nlm.nih.gov/pmc/articles/PMC6735495/. Accessed Sep 18, 2021.

*21 Bellis, M. A., Hardcastle, K., Ford, K., Hughes, K., Ashton, K., Quigg, Z., & Butler, N. (2017). Does continuous trusted adult support in childhood impart life-course resilience against adverse childhood experiences - a retrospective study on adult health-harming behaviours and mental well-being. *BMC psychiatry*, 17(1), 110.

*22 滝川一廣（2017）『子どものための精神医学』医学書院

*23 American Psychiatric Association. (2013). *Desk Reference to the Diagnostic Criteria from DSM-5*. American Psychiatric Association.（日本精神神経学会日本語版用語監修、髙橋三郎・大野裕監訳（2014）『DSM-5精神疾患の分類と診断の手引』医学書院）

*24 Teicher, M. H., Gordon, J. B., & Nemeroff, C. B. (2022). Recognizing the importance of childhood maltreatment as a critical factor in psychiatric diagnoses, treatment, research, prevention, and education. *Molecular psychiatry*, 27(3), 1331-1338.

*25 WHO. (2024). Operational framework for monitoring social determinants of health equity. Licence: CC BY-NC-SA 3.0 IGO.

*26 Wilkinson, R., & Marmot, M. (2003). *Social determinants of health: the solid facts, 2nd ed.* World Health Organization. Regional Office for Europe.（WHO健康都市研究協力センター訳（2004）『健康の社会的決定要因　確かな事実の探求　第二版』健康都市推進会議）https://www.tmd.ac.jp/med/hlth/whocc/pdf/solidfacts2nd.pdf

*27 Yamaguchi A, et al. "How Listening to Children Impacts Their Quality of Life: A Cross-Sectional Study of School-Age Children During the COVID-19 Pandemic in Japan." Under Review at *BMJ Paediatrics Open*.

＊28　国立成育医療研究センターコロナ×こども本部（2022）「コロナ禍における思春期のこどもとその保護者のこころの実態調査報告書」https://www.ncchd.go.jp/center/activity/covid19_kodomo/report/CxCN_repo.pdf

＊29　日本財団（2022）「日本財団子どもの生きていく力サポートプロジェクト『日本財団第5回自殺意識調査』報告書」https://www.nippon-foundation.or.jp/app/uploads/2023/04/new_pr_20230407_02.pdf

＊30　衛藤暢明・西村良二（2014）「【精神科救急の最新知識】精神科救急における治療戦略 心理教育」『臨床精神医学』43（5）、763～769頁。

＊31　Dazzi, T., Gribble, R., Wessely, S., & Fear, N. T. (2014). Does asking about suicide and related behaviours induce suicidal ideation? What is the evidence?. *Psychological medicine*, 44(16), 3361-3363.

＊32　NTTデータ経営研究所（2024）「令和5年度子ども・子育て支援等推進調査研究事業　こどもの心の健康に関する調査研究事業報告書」https://www.nttdata-strategy.com/assets/pdf/project/2024/child/00-r5-report.pdf

＊33　NTTデータ経営研究所（2024）「こどもの心の健康に関する調査レポート」https://www.nttdata-strategy.com/assets/pdf/project/2024/child/appendix-3.pdf

第5章

子どもの力に注目する

（1） レジリエンス再考

みなさんは「レジリエンス」という言葉を聞いたことがあるでしょうか。聞いたことがある方は、レジリエンスを一文で説明するとしたらどんな感じになるか、少し想像してみていただけたらと思います。

もともとレジリエンスというのは、物理学の中で、外的な力（ストレス）に対して、それを跳ね返す力、弾性、しなやかさというような意味を持っています。また、生態学では、生態系が損傷を受けた後にもその循環を回復したり維持し続けたりする力を指します。人間のレジリエンスという文脈では、1970年代ごろから、戦争や災害など極度の逆境に置かれた個人、あるいは養育者の精神疾患や著しい貧困の状態にあって養育された子どもが、そうした環境にあってもなおその環境に適応しながら精神性を保ったり抵抗したりして、精神的な疾患（という、想定される「悪い」結果）などにかからないようにする力のこととして説明されていました。[*1]

しかしその後、レジリエンスは「特殊な状況で特殊な人だけに」発揮されるものではなく、もっと一般的ですべての人の中にあるものとして説明されるようになりました。[*2] また、レジリエンスは単に「悪い」結果を防ぐだけではなく、ポジティブな発達を支えるものとして認識されるようになっていきます。さらに、レジリエンスはそれまで「個人」の要因、例えば認知能力や自己調整のスキル、自己肯定感やモチベーションの高さなどと結びつけて研究されてきましたが、主な養育者との関係性や、さらに周囲の人々との関係性、コミュニティの要因なども含んだものとして認識が広がりつつあります。[*3]もっと拡大した概念として、ある人や状態に負荷がかかったとき、そのシステムがよい機能を維持し続けるために、生物学的・心理的・社会的なさまざまな層の相互作用の中でいかにリソースを動員することができるかを含めて、レジリエンスと定義する研究者もいます。[*4]また、よりプロセスを重視し、逆境があってもそれに対して補償的に働く要因と、逆境の有無にかかわらずポジティブな発達のリソースや力となる保護的・促進的な要因を分け、環境や要素間の相互作用や影響を詳しく考え、どこにアプローチすれば子どもにとっての効果的な予後につながるかを考えようとする研究も進んでいます。[*5]

ここまで読んでこられた読者の中には、レジリエンスを考えるうえでも、これまでにみなさんと眺めてきた、エコロジカルモデルやライフコースの視点をもとに、子どものウェルビーイングをかたちづくる子どものさまざまな環境や体験、そしてそれをかたちづくるプロセス全体を眺めることが大切だということに気がつかれた方もいらっしゃるかもしれません。

つまり、例えばある子どもが虐待を受けたとしても、その子どもの中にある気質や認知の特徴、代替養育が必要になった際には早期にあたたかな関係性をつくることのできる里親のもとで暮らすことができること、住んでいる地域で暴力がなかったり多様な家族のあり方が包摂されたりすること、さらにはその国で福祉と医療の連携がなされ、文化や出自などにかかわらず、すべての子どもの権利が保障されていること、さらにこれらのエコシステムのすべてが調和していること、などを含めた複雑なシステムが調和し、その子や社会のよい状態にしていることとそのプロセスが、まるごとその子どものレジリエンスだということです。最近では「コミュニティ・レジリエンス」という言葉も聞かれるようになってきました。

レジリエンス研究の第一人者であるマステンは、レジリエンスにかかわる主要な3つの問いと、これまでの研究から明らかになっているレジリエンスの要素を以下のようにまとめています[*6]（**図表5－1**、**図表5－2**）。

特に、**図表5－2**右側の、「個人の要素」を超えた、エコシステムのより外側の「関係性や環境の要素」は、第1章で紹介したPCEsやPACEsとも深くつながるものです。子ども時代のポジティブな体験が子どもたちにとってのレジリエンスになると考えれば、こうした体験を支える取り組みや施策を推進すること、それらが途切れないように、かつ本当に必要な子どもたちに届くようにすることの重要性は強調しても強調しすぎることはないと思

図表 5-1 レジリエンスにかかわる 3 つの問い

ストレスや逆境は？	適応やよい状態の定義は？	促進要因・保護要因とプロセスは？
トラウマ	発達課題	神経生物学的
ネグレクト	メンタルヘルス	行　動
ACEs	身体の健康	家族などの関係性
貧　困	幸　福	地　域
自然災害	仕事での成功	文　化
戦争など	養育の仕方	社　会

出典）Masten & Barnes (2018) をもとに著者作成。

図表 5-2 これまでの研究で知られているレジリエンスの要素

個人の要素	関係性や環境の要素
問題解決のスキル・計画力・遂行機能スキル	あたたかい家族
自己調整・感情調整スキル	応答的な養育環境（応答的な家族）
自己効力感・ポジティブな自己イメージ	家庭内での協働や柔軟性、ニーズなどの調整
希望・信じる力・楽観主義	ポジティブな家族観
主体性・学びのモチベーション	家庭内のルーチンや儀式
人生への意義を見出せること	協働して問題解決をすること
ルーチンや儀式	共通の意義を見出すこと
（養育者としての）ペアレンティグのスキル	よく機能した学校とのかかわり よく機能した地域とのつながり

出典）Masten & Barnes (2018) をもとに著者作成。

います。

留意しなくてはならないのは、レジリエンスは固定した要素の集合体ではないということです。すなわち、非常事態では保護的に働く要素（レジリエンスになりうる要素）が、非常時を過ぎたときにはそうではない可能性もあるということです。例えば、常に警戒していることは非常時には役に立ちますが、そうではないときには日常生活に集中できず過剰な負荷により疲れやすくなることにつながります。あるいは、気持ちを感じないようにしてやり過ごすことは長期間の虐待的な環境を生き抜いてきた子どもが何とかこころの平穏を保つために取りうる戦略としてしばしば見られることですが、周囲の注意をひく目立つ行動に比べて、こうしたことはレジリエンスとは評価されづらいかもしれません。つまり、ある状態でレジリエンスとなる要素があるかどうか・それが「その状況で」「その人やそのシステムにとって」レジリエンスになりうるかどうかと、その状態がより別のまなざしで見たときに保護的かどうかはまったく別のものであるということです。[*7]

これは子どもの発達段階や文化によっても左右されます。子どもの場合には特に、ある要素が非常に強くレジリエンスとして働くような敏感期がある可能性もあります。例えば、幼児期の子どもの脳は社会性や遂行機能（目標を設定し、段取りを立てて計画的に行動すること）が著しく発達するときであり、あるいは思春期の脳は自己調整能力が発達するときであるとともにさまざまな外との関係性の影響を強く受ける時期であり、同じ要素であっても発達の時期により影響が異なる可能性があります[*8]。今後の研究ではこのような、よりコンテクスト（文脈）に配慮したレジリエンスの検討が望まれています。

さらに、レジリエンスは、つらい状況があったときに「変化しないこと」や「変化してもその後まったく元通りになること」ではありません。その状況の中でちょうどよく変化し、また次の新しい状態になっていくこともまた、レジリエンスの大切な特徴だと言えます。子どもの場合にはまさに複雑な生態系の中で、状況や結果を媒介するアメーバのように動的なものがレジリエンスだと言えるでしょう。

わたし自身がいまこのような仕事をしていることは、レジリエンスへの個人的な興味と切り離すことはできません。わたしは中卒の学歴しかなかったときに、夜の世界でホステスをしながら昼間は児童養護施設でボランティアをしていましたが、そのときに、同じ中卒のホステスさんや黒服さんたちや社会的養護のもとに育った人であっても、そのときの心身の状況や何年か後のそれぞれの状況が大きく違うことを目の当たりにしてきました。過酷に思われる生い立ちについて話してくれた人たちの中には、そのうち夜の世界からふっと抜けて昼の仕事を始める人や学校に行く人や結婚をする人がいたし、アルコールや薬物や人間関係のさまざまな苦しさをのぞかせながら、いつしか姿を見かけなくなっていく人もいました。何が予後として良いか悪いかということを言いたいのではありません（かつての友人や仲間に対してわたしにはそうした評価をする言葉を持ち合わせていません）。

でも一方で、その人の責任以外のところに多くのことがありそうに見えるのに、その人がその影響を一手に引き受けているような状況に幾度も出逢い、その違いが「たまたま」のように見える（少しのことが違えば誰にでも起こりうるのに誰かがつらさを引き受けているように見える）ことに怒りにも近い気持ちを覚え、「たまたまではなくすべての人が、少ししんどい状況にあったとしても安心してまた生きていくことのできる何か」があるのならそれは何なのかに、わたしは強い関心があったのだと思います。

また、わたし自身が、10代からのいろいろなしんどさの過程で軽いとは言えない摂食障害を発症して過食嘔吐とともに長い時間を過ごすことになるのですが、その「精神疾患」はある意味、わたしを死や荒廃や発狂から守ってくれた城壁のような役割をしていたように思うことがあります。あるいは、わたし自身に個人としてのレジリエンスの要素が微塵《みじん》もないように感じられたときにも、多くの人や出来事が、不思議な形で自分を掬《すく》い上げてくれたことも何度もありました。「生きている」というよりも、「生き延びている」あるいは「生き残っている」という感じが、自分にはいつも、いまでもあります。

ですから、レジリエンスが単純な固定したものではなく、一見レジリエンスとは思えないようなことが保護的に働いたり、文脈によって姿を変えてその人の中に、あるいは社会の中に立ち上がったりするということが、強い実感をもってわかります。だからこそ、子どもを含めた誰もが持ちうる力と、誰もが誰ものレジリエンスになりうるということを本当に信じています。そして、すべての子ども・すべての人が、レジリエンスとなりうるさまざまな要素を内外からちょうどよく動員しながら生きていくことができる社会をつくることや、コミュニティとしてのレジリエンスに、わたしはこれからも気持ちを傾け続けていくのだと思います。

（2）子どもの力を支えるもの

本書も含めて、「子どもを支える」「支援する」という表現がしばしば用いられます。でも、きっと多くの読者の方が気づいていらっしゃるように、子どもたちは誰もが、もともと力のある存在です。前述のレジリエンスも、子どもの持つ本来の力であり、また、その子どもの持つ力を引き出したり支えたりすることでもあります。

その力を使いながら、また周囲からの力とちょうどよく協働しながら回復していったり変化していったりするために役立つことの1つとして「安定と自己感」があります。つまり、

「いまこの場所・このときが安全であり、安心できていて、自分は大丈夫。自分にも決められることやできることがちゃんとある。それが明日も、明後日も、その先もきっと続く」という感覚を何度も繰り返し経験することです。

ここまで述べてきたような傷つきの体験や逆境的な体験は往々にして、「いつ何が起きるかわからない不安」「無力感」「コントロール不全感」「誰もわかってくれない気持ち」「孤独感」などを伴います。こうした環境では、自分のこころや身体や周囲との関係が安定して大丈夫な感じと、それが自分のコントロールの範疇で続く感じ、つまり「安定と自己感」が持ちにくくなります。反対に、予測できるようなルーチンをつくる（いつも行ける場所、いつもの小さな日課、お気に入りのおまじないなど）ことや、その子どもが影響を与えられる選択肢をつくることや一緒に考えること、あたたかい関係性を感じられる場所や人とのつながりなどがあると、子どもは自分や周りの状態がこの先もある程度は安定しているということを信じながら、さまざまな揺らぎがあったとしても、回復や変化のための力を発揮しやすくなります。

例えば、地震などの災害やコロナなどの感染症の流行、あるいは虐待から保護された子どもたちにかかわる人たちが実践できることとしても、前述のエッセンスは役に立つかもしれません。災害の避難所であっても、ラジオ体操などの小さな日課をつくる、できるだけ決まった時間に昼食をとる、子どもたちの無理のない範囲の役割を分け合う、自由に表現できる遊びの空間や時間を確保する、わかる言葉で説明して一緒に決められることは決めていく、などは、緊急のときであってもなお、工夫しながら行うことができるものです。

わたしたちは防災として、リュックにさまざまなものを用意したり（わが家にも大きなリュックが2つあります）中身を定期的にチェックしたり家具が倒れないようにしたりして、予期せぬことがあっても身体や生活が守られるように準備をしておきます。こうした物理的な安定はわたしたちの内外にあるレジリエンスを発揮させやすくします。同様に、災害だけではなく日常に起きうるさまざまな傷つきに際して、自分やかかわる子どもたちのレジリエンスのソースになるものを想像して準備しておくことは、とても役に立つと思います。

例えば、わが家の防災リュックには、子どもが大好きな絵本（一冊は家に、同じものをもう一冊リュックの中に）入れていて、定期的に賞味期限の長いおやつを一緒に選んで入れ替えるようにしています。こうした考え方を日常生活にも援用して、子どもたちや周りの大人が「レジリエンス・リュック」のようなものを日頃から（空想上でも、表や絵に描いても、実際のお守りの何かとしてでも）準備し、周りと共有することは、集団や地域のレジリエンスを高めることにつながるかもしれません。このプロセスそのものが、誰かが誰かのレジリエンスになりそのソースを一緒に用意したりしやすくなることにつながり、個人を超えたレジリエンスを高めていくのです。

また、実は大人が気づいていなくても、子どもたちはすでにさまざまな工夫をしていることがしばしばあります。コロナ流行下で仲間たちと行ってきた「コロナ×こどもアンケート」には、声を聴かれることへのポジティブなメッセージを多くの子どもたちが寄せてくれました。[*9] 一方で、わたしたちは、大人が決めた項目を大人が思うように尋ねてまとめ発信することへの疑問も感じていました。子どもたちの本当の意味での参画のためには、子ども自身がより主体的に子どもの声を聴くというプロセスの一員となり、子どもと大人がパートナーとして考えていくべきではないかと考えたのです。そこで、小さな一歩として、子どもたちとアンケートの項目をつくるという会議を開きました。[*10]

この会議では、子どもたちと一緒に、子どもの権利、特に意見表明と参画の権利について一緒に考えながら、これまでのアンケート結果を振り返ったり、今後のアンケートで全国の子どもたちに質問してみたいことを話し合ったりしました。印象的だったのは、子どもたちから、「(過去の調査を眺めて) コロナに対しての前向きな意見もあってよかった」とか、「楽しみなこと」「ストレス発散のために工夫していること」などについての意見が複数出たことです。大人が「コロナで子どもは大変でつらいことばかりに違いない」と決めつけたり、子どものすでにしている工夫を見ないままに何かをしてあげたいと思ったりする気持ちが先に来すぎていたのではないかということを、子どもたちから教わりました。

図表 5-3　こどもが考えた気持ちを楽にする 23 のくふう

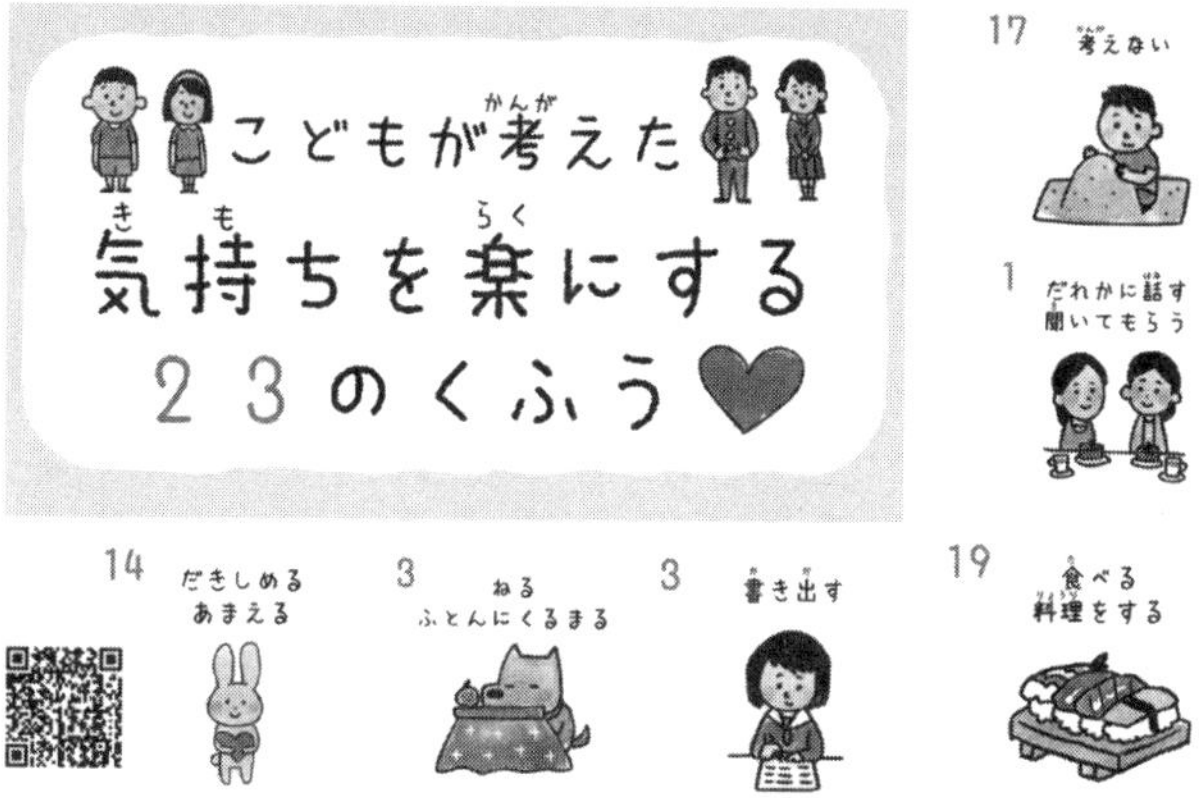

出典）国立成育医療研究センターコロナ×こども本部（2021）

そこで、次のアンケートでは、子どもたちに「コロナのせいでもそうでなくても、人はさまざまなストレスの中で生活しています。ストレスを感じたとき（いやなことがあったりイライラしたりしたとき）あなたはどんなことをして気持ちを楽にしていますか？」という質問をしました。誰かに話す、ゲームをする、考える・考えない、声に出す、自然に触れる…、たくさんの工夫が寄せられ、息をのむような、感動というか勇気というか、ふるえるような気持ちになったことをいまでも覚えています。より多くの方たちに子どもたちの考えた質問とそれに対する全国の声を届けるため、わたしたちはこれを次のような冊子にまとめました[*11]（**図表5－3**）。ぜひ周囲の子どもたちとも眺めていただけたら嬉しいです。

ここまで、子どもたちは力のある存在であるということを書いてきました。でも、もしかしたらこの社会には、子どもたちは弱くて未熟で守られるべき存在、という子ども像が強くあるのかもしれません。確かに、子どもたちはまだ心身が発達の過程にあり、この社会のシステムの中では自分だけで生存の糧を得られにくかったり、選挙権がないために自分の意見を社会の仕組みに反映させにくかったりする立場にあったりします。だからこそ、さまざまな剝奪や脅威から子どもたちを守り、ときにその声を届けるサポートをすることが必要です。

一方で、それはすなわち子どもが弱くて単に守られるだけの存在であるということではありません。子どもの権利条約の礎を築いた小児科医のヤヌシュ・コルチャックは、子どもを一人の力のある主体として尊重すること、そして子どもは大人とは異なる感性や知性や経験のバランスを持っていて、感性の面ではずっと豊かであり、わたしたち大人が子どもから学ぶことがいかに多いかを強調しています。[*12] 序章で、子どもの持つ感性への憧れと羨望について書きましたが、子どもたちのすでに持っている力に気がつき、そのまなざしで世界を眺めることはまた、この資本主義社会でわたしたちが生き延びるために、ある意味「適応」という名前のもとに退化させてきた力をまなざし、それを社会にまた還していくことなのかもしれません。

そう思うと、そもそも子どもと大人ってどうしてどうやって区切られているのだろうか、それが解けていくようなあるいはもっと別のカテゴリがさまざまに入り混じるような社会もありうるのだろうか、などと空想が広がります。子どもの力に焦点を当てることは、単に、現在のさまざまなストレスや逆境を生き延びることだけではなく、この社会の眺め方とあり方を、大切な感性を社会全体が共有しながら模索していく道なのかもしれません。

Column

チャイルド・ライフと「きょうの診察室」

みなさんは「チャイルド・ライフ」という考え方をご存知でしょうか。さまざまな病気のある子どもたちがいますが、子どもたちは患者さんである前に一人の人間です。当たり前のことのように聞こえますが、医療現場でこの理念を保障するのは容易ではないことがあります。医学が進歩してさまざまな病気を治療できるようになり、そのために非常に負担の大きい治療を受けざるを得ない子どももいます。また、長期入院で、自分の家族やきょうだい、友人や学校や地域の居場所など、大切な人や場所と離れなくてはいけない子どももいます。さらに、病気の重さや治療の程度にかかわらず、自分に起きていることについて十分な説明がなされないまま、自分という存在に何らかの介入を受けることになり、不安を持ちながらも誰にも相談できない子どももいます。この背景には、医療という枠組みの中で、命を助けることや病気を治すという大義名分のもとに、本当に大切な「子どもの最善の利益」が見えにくくなっている、ということがあるのかもしれません。

わたしは医学の持っている力に敬意を払いながらも、こうした状況に疑問を持ちながら、医師としてのごく最初の時期を過ごしていました。点滴をされるためにタオルでぐるぐる巻きにされる子ども、「注射のときにお母さんが付き添っていると、つらいときにお母さんが助けてくれなかったと子どもが感じるかもしれません。待合でお待ちください」という習ったとおりの説明をする自分と、それを聞いたときの絶望的な親子の顔。こうした状況に自ら手を下していることの重さに、これからも耐えていけるのか、自信がまったくありませんでした。

そこで出逢ったのが、「チャイルド・ライフ・スペシャリスト：Child Life Specialist（CLS）」と呼ばれる人たちです。わたしが研修医をしていた病院には、処置がある子どもに紙芝居や人形を持ってきて説明を行ったり、検査のときにその子のお気に入りのものを持って付き添い、いま何が起ころうとしているのかを説明してくれたりする人がいました。わたしはその人の仕事に強い関心を持ちました。チャイルド・ライフは、医療環境にある子どもを、一人の尊厳のある人としてとらえ、その力を信じるあり方です。こうした理念のもとに心理社会的なサポートを行う専門家として、チャイルド・ライフ・スペシャリストや、ホスピタル・プレイ・スペシャリストや、子ども療養支援士といった仕事があります。

彼らは、子どもの権利に基づき、トラウマインフォームドな視点で、発達段階に応じた子どもへの説明やサポート、気持ちを紛らわす支援や、家族への支援、子どもが大切にしている人や場所とのつながりを維持する工夫などを、子どもと共に考えて実践しています。わたしは研修医の修了発表として、CLSの役割と院内での認知度の調査を行いました。すると、CLSが子どもの権利の保障の観点から担う役割の重要さの一方で、まだその認知度は低く、さらに手当も非常に低いものであるということがわかり、とても驚きました。医療が、子どもの生活や尊厳から切り離されたものであってはならない、医療が病気の治療という目的だけではなく、子どもと周囲の生活や、その力にどのような影響を与えるのかということこそを中心に考えたいというわたしの臨床の大きな柱が、このころできてきたように思います。

その後わたしは医者としての修業の道をいろいろな病院で続けるのですが、医師4年目のときに、「きょうの診察室」という小さな投稿を、日々ウェブ上で始めました。診察室を訪れた子どもと家族が見せてくれた強さ、弱さ、アイデアやユーモア。子ども自身が、病気を理解すること。病気の友達とのかかわり。家族を思いやること。周りを観察すること。疑問を持つこと。自分の気持ちを表現すること。子どもたちの中に確実にある力を、診察室の窓をあけて発信しているうちに、さまざまな方の目に留まり、「小児科オンライン」という医療相談サービスの仲間の後押しもあって、イオンの子育てサイト「キッズリパブリック」で連載をしてもらえることになりました。*13 そのうちのひとつを紹介します。*14

◆お母さんも、泣けたよね

大きい病院で手術を受けたことのあるお子さん。

聴診器のもしもしで、「いたい！」とすでに大泣きです。

「もしもしは痛くないでしょ！」とお母さんがおっしゃるので、
わたしは聞こえないふりをして、

「そっかー、痛い気がするよね、がんばってるんだよね」

と声をかけながら診察をします。

すると、お母さん、はっとして、

「そうか、〝痛い気が〟するのか、そうだね」

とお子さんに話しかけ始めます。

お子さんは泣いていて上の空。

でも、お母さんは膝の上にその子を抱いたまま、話し続けます。

「そうか、だからね、泣けるよね。痛い気がね。いっぱい痛い想いをしたもんね。お母さんも、そのときは、泣けたよね。○くんが手術に行くときね、泣けたよね……」

痛い思い出があると、身体が傷つかなくても、痛い気がする。
子どもが痛いと、お母さんも痛い気がする。

人間は想いを馳せることのできる生き物です。
目の前の子どもとご家族が、また教えてくれました。

次に、コラムを始めるにあたって寄せた文章の一部をご紹介します。

「わたしが小児科医としてかかわるなかで教えてもらった子どもの力を、読者に発信し、「きょうの診察室」が、その力を信じて尊重する、きっかけになるように願っています。

（中略）診察室の中にいるだけではわからないことが、たくさんあります。子どもと家族は病院のそとの生活の場所を持っていて、わたしたちが持っている医療という窓口は、その一部を支える、あくまできっかけのひとつだと考えています。診察室の外側にある、子どもと家族をとりまく社会を知らなくては、本当の意味で彼らを支えることにはなりません。診察室のとびらを開くのは、その中身を知ってもらうばかりではなくて、社会のなかでの医療の役割を考える、チャンスにしたいと考えているからです。「きょうの診察室」が、その相互作用をつくる場所になればいいなと願っています」

医療の中で子どもを力のある一人の人間として尊重し、敬意を持って一緒に考えること。それが医療という特別な場所での営みを超えて、子どものすべての日常の中で、当たり前になること。読者のみなさんがいらっしゃる、すべての現場でこれが行われれば、きっと社会での子どもへのまなざしが豊かになると信じています。

（3）「子どもまんなか」からの脱却

いろいろなところで、「子どもを中心に」「子どもをまんなかに」という言葉が聞かれます。誤解を恐れずに言うと、わたしはこれらの表現があまり好きではありません。どうしてかというと、本来まんなかにすべきは、子どもというよりも、子どもたちが身を挺《てい》して教えてくれた社会のひずみや矛盾であると思うからです。もちろん、子どものことを大切に、子どもの最善の利益を実現することは前提として大切です。でも、子どもまんなかと言うときに、（本来はそう意図していなくても）個人の救済、その子どもをなんとか支えるというようなニュアンスになってしまうことで、本当に変えるべきことが見えにくくなってしまうこともあるのではないかと感じるのです。

精神科の治療の家族療法と呼ばれる考え方の中に、アイデンティファイド・ペイシェント（Identified Patient）というものがあります。日本語にすれば、「患者とみなされる人」になるでしょうか。いわゆる疾病の症状や不適応行動と言われるものがあるとき、それは個人に原因があるのではなく家族を含むその人を囲むシステムに歪みがあるのであり、症状はその人だけではなくシステム全体からのメッセージであるという考え方です。拡大して解釈すれば、例えば不登校も自傷行為も虐待も、その子や周囲だけではなくて、その社会のエコシステム全体のサインかもしれないということだとわたしはとらえています。したがって、その子にとっての最善の選択を考え、利用可能なリソースを組み合わせていくことももちろんとても大切なのですが、それ以上に、そもそもこの行動や状態は、社会のエコシステムのどのような歪みや矛盾を代表しているのだろう、という視点に立ちたいと思うのです。

近年では、問題行動を「問題提起行動」であるとして、社会的障壁に対してのメッセージであるととらえる考え方もあります。[*15] 例えばクラスの中に授業中座っていられない子どもがいたとして、その子どもがクラスにいたくない気持ちや授業中に動きたい気持ちを大切にして、別室での対応ができるようにしたとします。これは一見その子を中心に考えているようですが、そもそも、30人を超えるクラスの中で同じ内容を同じペースで45分間行うというその構造に無理はないのか、もっといい学校のあり方はないのか、その子の本当の（社会に対しての）メッセージは何なのか、ということを考えなくては、同じような子どもが出るたびにその子まんなか（に見える）対応をしているだけで、根本的なことは解決しません。

子どもが身を挺して提起してくれた問題を、本人にだけに還して解決した気になるのではなく、その本人をパートナーとしてその「本当の問題」をまんなかに置き、考えることを忘れないようにしたいと思います。

第5章のまとめ

この章では、子どもの持つ力に光を当てました。特に、レジリエンスの概念の変遷を振り返りながら、その力が個人の中だけではなくエコロジカルモデルの中のさまざまな要素の相互作用の中にあり、プロセスが重要であることや、同じ要素であっても子どもの発達段階、文化、そのときの文脈により変化しうるのがレジリエンスであり、その動的な性質をとらえていくことの大切さを強調しました。また、子どもたちがもともと持っている力に焦点を当て、それを支えるアプローチを具体的に共有するとともに、子どもから見える世界を一緒に感じていくことの可能性にも触れました。最後に、そもそも「子どもまんなか」とは何か、子どもはあくまでアイデンティファイド・ペイシェントのように代わりに身を挺してメッセージを伝えてくれているのであって、子どもをパートナーとして、エコロジカルモデルの歪みにアプローチすることの大切さについて書きました。

次の章では、子どもの力を支え、子どもと共にわたしたちが社会をつくっていくうえで特に重要な「子どもの声を聴く」ことについて、深掘りをしてみたいと思います。

注

＊1 Ungar, M. (2019). Designing resilience research: Using multiple methods to investigate risk exposure, promotive and protective processes, and contextually relevant outcomes for children and youth. *Child Abuse & Neglect*, 96:104098.

＊2 Masten, A. S. (2001). Ordinary magic. Resilience processes in development. *American Psychologist*, 56(3), 227-238.

＊3 前掲注2

＊4 Ungar, M. (2019). Designing resilience research: Using multiple methods to investigate risk exposure, promotive and protective processes, and contextually relevant outcomes for children and youth. *Child Abuse & Neglect*, 96:104098.

＊5 Masten, Ann. S. (2018). Resilience theory and research on children and families: Past, present, and promise. *Journal of Family Theory & Review*, 10(1), 12-31.

＊6 Masten, A. S., & Barnes, A. J. (2018). Resilience in Children: Developmental Perspectives. *Children*, 5(7), 98.

＊7 Holling, C. S. (1973). Resilience and stability of ecological systems. Annual review of ecology and systematics, 4(1), 1-23.

＊8 前掲注6

＊9 国立成育医療研究センターコロナ×こども本部（2020）「コロナ×こどもアンケート第1回調査報告書」https://www.ncchd.go.jp/center/activity/covid19_kodomo/report/CxC1_finalrepo_20210306revised.pdf

＊10 国立成育医療研究センターコロナ×こども本部（2021）「コロナ×こども会議報告」https://www.ncchd.go.jp/center/activity/covid19_kodomo/report/codomomtg_repo_20210114.pdf

＊11 国立成育医療研究センターコロナ×こども本部（2021）「こどもが考えた気持ちを楽にする23のくふう」

https://www.ncchd.go.jp/center/activity/covid19_kodomo/report/cxc05_coping20210525.pdf

＊12 塚本智宏（2019）『コルチャックと「子どもの権利」の源流』子どもの未来社

＊13 「きょうの診察室」https://www.kidsrepublic.jp/pediatrics/today/

＊14 このコラムを含むさまざまな気づきは、2025年春に南山堂より刊行予定の書籍（絵本のような本です）にも掲載しています。

＊15 Glasberg, B. A. (2008). *Stop that Seemingly Senseless Behavior! FBA-based Interventions for People with Autism*. Woodbine House.（門眞一郎（2023）『自閉症の人の問題提起行動の解決――ＦＢＡ（機能的行動アセスメント）に基づき支援する』明石書店）

第6章

子どもの声を聴く

（1）なぜ子どもの声を聴くのか

「こどものことを決めるとき、おとなたちはこどもの気持ちや考えをよく聞いていると思いますか？」。成育医療研究センターが行った2020年の「コロナ×こどもアンケート」で、前述の問いに対して、・小学低学年の15％、小学高学年の25％、中高生の42％が「あまりそう思わない」または「全くそう思わない」と回答しています。[*1] この調査研究のメンバーであったわたしは、結果を見て強い危機感を覚え、子どもの「声を聴く」ということを自分の中のひとつのテーマとしてきました。

それから数年の間に、こども基本法が成立し、こども家庭庁が設立され、その柱として「子どもが権利の主体として意見を聴かれ、その意見が反映されること」の重要性が特に注目されるようになっています。だからこそ、そもそもなぜ子どもの声を聴くのかについて、ここで立ち止まって考えてみたいと思います。「何か理由やメリットがあるから子どもの声を聴く」という意味ではなく、「本当に聴く」ことにいつも立ち返るために、聴くことの意味や意義について、社会できちんと対話をしていくことが必要だと思うのです。

さまざまな考え方があると思いますが、ここでは主に4つの視点で、聴くことの意義をとらえてみたいと思います。

第一に、「声を聴かれる」ことは子どもの基本的な権利の1つです。日本も1994年に批准した子どもの権利条約の4つの柱は「差別の禁止」「子どもの最善の利益」「生命、生存及び発達に対する権利」「子どもの意見の尊重」であり、まさに最も基本的な権利として、子どもの意見表明と参画が明示されています。子どもの権利条約第12条には、「すべての子どもは、その子どもに影響を与えるすべての事柄について自由に意見を表明する権利を保障するとともに、子どもの意見がその年齢と成熟度にしたがって正当に重視される」ことが書かれています。意見表明の権利は、すべての人が持つ基本的な尊厳の象徴だということがわかります。

さらに、この条約について詳しく解説している、子どもの権利委員会・一般的意見12号[*2]（2009年）では、子どもが意見を聴かれる権利を行使することができるような環境整備、単発のイベント的に声を聴くのではなく生活に関するあらゆる文脈で声を聴くこと、乳幼児の聴かれる権利、意見を聴くだけではなく子どもの力を十分に評価したうえでその意見がどのように影響を与えたかについて子どもに伝えること、などの大切さを強調しています。

一方で、意見表明権についての認知度は高いとは言えません。国立成育医療研究センターの調査では、子どものうち、子どもの権利に意見表明の権利が含まれることを知っている子どもは小学生の3割以下でした。[3] しかも、そもそも子どもの権利条約自体について知らない子どもが3~6割いることが、他の調査を含め明らかになっています。[4] さらに、大人側の子どもの権利条約に対しての認知度はさらに低く、セーブ・ザ・チルドレン・ジャパンの調査[5]によれば、子どもの権利条約について「聞いたことがない」と答えた大人は回答者の42・9%に上りました（子どもは31・5%）。子どもの権利条約第42条に「締約国は、適当かつ積極的な方法でこの条約の原則及び規定を成人および児童のいずれにも広く知らせることを約束する」と書かれている通り、子どもの権利について知ること自体が、子どもたちにとっての重要な権利であり、子どもや大人がこの条約の原則や内容について知っている状態をつくることは子どもから大人への約束でもあるのです。

本書の冒頭で、「子どもの権利って聴いたことはある。でも肝心なところに、権利はないっていうか」という子どもの声を紹介しました。わたしが出逢った子どもたちの何人もが、権利についてキレイゴトとか「どこかで読んだ難しいこと」として聞いたことがあっても、自分の日常には関係のないことだと思っていることや、自分には権利がないと感じていることを伝えてくれました。第4章のコラムで紹介したこども家庭庁の調査研究事業でも「大人は『権利』と『日常生活』を切り離して考えているからいつになっても子どもの実生活に子どもの権利がないのだと思う」という言葉がありました。わたしたちはもっと、子どもの意見表明権やそもそもの子どもの権利について、子どもが日常的に理解しやすいような方法で伝え、実践する必要があるのだと思います。そしてそのためには、概念として権利を理解するだけではなく、日常的に子どもにかかわるさまざまな事柄について子どもと十分に話をし、子どもの意見を考慮し、すべての子どもが「自分の尊厳は大切にされ、自分がいることには意味があり、周囲に影響を与える力がある」と感じられるような経験を重ねることが不可欠なのだと感じます。

第二に、子どもたちにとって、真剣に声（言語や非言語の発信）を聴かれ、それが丁寧に受けとられ、十分に考慮されることは、子どもの心身の健康な発達に最も重要な要素の1つとして知られる、安全で安定しあたたかい関係性（Safe, Stable, Nurturing Relationships: SSNRs）やここまでに何度か出てきた子ども時代のポジティブな体験（PCEs, PACEs）を具現化していると考えられます。特に幼少期の子どもの声（発信）を繰り返し聴くことは、子どもたちから発せられるさまざまなニーズやサインを受け止め、関係性や相互性の中で還していくという、アタッチメントの基盤であるとも言えるでしょう。

また、つらい体験があったとしても、保護的で応答的な大人から声を聴かれることは、子どものレジリエンスにつながります。これまでの研究でも、虐待などの逆境な体験があり情緒や行動の問題と呼ばれるものを持つ子どもたちのレジリエンスに強くかかわる要素に「養育者と大切なことを話し合うことができる」という項目があることが知られています。[*6] こうした応答的な関係性がその子どもエコロジカルモデルのさまざまな構成要素の中にあることが、子どもを社会全体で支える土台になるとも言えるでしょう。

わたしが児童相談所で出逢ったある子どもは、希死念慮がとても強く、家出や過量服薬を繰り返していました。でもある日の面談で「いまは死にたい気持ちはない」とおっしゃって いました。理由を尋ねると、少し気だるそうに、「いろんな大人に話をちゃんと聴いてもらって、世の中悪い人ばかりでもないなって思った」と教えてくれました。もちろん、数回会っただけのわたしに伝えてくれたことがどのくらいその方にとっての実感に近い言葉かはわからないのですが、それでも彼女の言葉はまさに子ども時代のポジティブな体験の「少なくとも2人、親以外に自分に純粋な関心を寄せている人がいた」「援助や助言が必要なときに、信用して頼ることのできる親以外の大人がいる」ことを具現化しているように思われます。

これまでの研究でも、意見表明の機会があると感じている子どもや、子どもの権利について知っていると答えた子どもほど、主観的ウェルビーイングのスコアが高いという報告があります。[*7] コロナ禍で国立成育医療研究センターが行った調査を分析すると、「コロナでのさまざまな変化について、自分の意見や考えを表明できるように家族や先生が質問したり確かめたりしてくれ、かつ、その意見や考えを取り入れてくれた」と感じた子どもほど、こころや身体や人間関係についてよい状態である（生活の質が高い）と報告していました。[*8] 注目すべきなのは、家族か学校の先生どちらかだけ、あるいは、意見表明のためのサポートを受けるだけ、でもその関連はありましたが、家庭でも学校でも両方、かつ意見を聴いてもらうだけではなくてきちんと取り入れてもらっていると感じる子どもほど、主観的な生活の質の高さとの関連が強かったということです。まさに、さまざまな場所で、かつ子どもたちが声を聴かれそれが十分に考慮されることの双方が大切であるという、子どもの権利の理念の柱が反映されている結果が量的にも証明されたのです。

第三に、子ども自身が、「自分の声はきちんと聴かれ、相応に考慮される」と感じることは、ポジティブな自己イメージ、自己効力感と所属感の形成に強くかかわります。特に、子どもが発達していく過程で、自分を一人の主体として認識し、自分にかかわる大切なことは自分で決められるという実感を持つことはとても大切です。心理学には自己決定理論という考え方がありますが、そこでは、人間のウェルビーイングのためには、自律性（自分の意思で行動する）、能力（自分がちゃんと成果を出せるという感覚）、つながり（他者との関係性や所属感）という3つの心理的ニーズが基盤となるとされています。[*9]

まさに、日常的に意見を聴かれ、それによって自分や周囲に影響を与えることができると繰り返し感じることは、これらの自律性、能力、つながりのすべてを豊かにします。これまでの研究でも、子どもの周囲の大人が子どもの意見や気持ちを大切にし、選択肢を共に考え、決定に関してきちんと説明をすることが、子どもの自律性（autonomy）を育むとしています。

また、関連することとして、子どもたちが自分にとって大切なことを自分で決めることができるという実感を持てることは、近年特に教育分野で注目されている「エージェンシー」（Agency）を促進することにもつながります。エージェンシーとは、子どもが自ら、自分の人生や周りの世界に対して影響を与える能力や意思を持っていることを指しています。OECD（経済協力開発機構）は「OECD Future of Education and Skills 2030 プロジェクト」において、すべての子どもたちがエージェンシーを発揮できるような環境づくりを行うことが、この不確実な社会をよりよくしていくために必要だと強調しています。[*10]

最後に、本書のタイトルにもある、「象徴」としての子どもの声を聴くことは、いま、わたしたちが生きている世界にとって大切なことを教えてくれます。第5章で紹介したヤヌシュ・コルチャックの言葉にあるように、子どもたちは単に守られる存在、弱いから声を聴かれるという存在ではないのです。子どもたちは本来、そのままで豊かで力のある存在であるにもかかわらず、現在の社会では見えにくくなりがちな大切なことの「象徴」でもあります。生まれながらにわたしたち誰もが持っている「子ども性」、そのあざやかな感性や、宇宙との一体感や、評価や数値に左右されないまなざしを持っている子どもたちの視点で世界をみつめること。地球はどのように存続していくのか、すべてのもの・こと・いのちが心地よく調和するような社会のあり方はどうあるべきか、ということを見直すフェーズにある現在のわたしたちにとって、子どもたちとの対話は大いなる智慧の交流であり、学びの場になるはずだとわたしは信じています。

（2）子どもの声と政策

このように、子どもの声を聴くことは、子どもの基本的な権利と尊厳の保障であり、ウェルビーイングの土台となる応答的な関係性の具現化であり、子どもたちの自律性や所属感の形成にかかわる大切なことであり、さらに豊かな感性と共に世界をまなざす機会でもあると考えられます。子どもたちにとって、日常の生活場面で声が聴かれ、考慮され、それを実感できることは第一義的に重要ですが、近年では政策の分野でも「子どもの声を聴くこと」への注目が集まり、さまざまな変化が起こりつつあります。

2023年にはこども基本法が施行され、さらに、こども家庭庁が発足しました。これらの過程には、わたし自身も「こども政策の推進に係る有識者会議」としてかかわらせていただきました。その中では子どもを中心に置くこと、子どもの声を聴くことが盛んに強調されていたのが印象的で、かつ、それが具体的に法律や政府の基本方針の文言に織り込まれていくプロセスには感動を覚えました。さまざまな調整を経て成立したこども基本法には、その基本理念（第3条）として、子どもの権利条約の4原則にあたる理念が盛り込まれています。

すなわち、すべての子どもが、「個人として尊重され、その基本的人権が保障されるとともに、差別的取扱いを受けることがないようにすること（差別の禁止）」「その健やかな成長および発達並びにその自立が図られること（生きる・育つ権利）」「その年齢および発達の程度に応じて、自己に直接関係する全ての事項に関して意見を表明する機会および多様な社会的活動に参画する機会が確保されること（参画の権利、意見を聴かれ正当に重視される権利）」「その意見が尊重され、その最善の利益が優先して考慮されること（最善の利益）」です。特に、子どもの意見表明権や参画の権利については、さらに第11条に「国及び地方公共団体は、こども施策を策定し、実施し、及び評価するにあたっては、当該こども施策の対象となるこども又はこどもを養育する者その他の関係者の意見を反映させるために必要な措置を講ずるものとする」と書いてあります。ポイントは、これは国や自治体の努力義務ではなく、「措置」すなわち義務であるということです。

こうした流れの中で、国や地方公共団体では、子どもへのアンケートやヒアリング、子ども会議のようなものが次々と行われようとしています。義務である以上、何かしなくてはならないということもあるのかもしれません。

子どもの声を聴く機会がさまざまな場所で増えること自体はとても大切です。一方で、わたしには心配していることもあります。この章で述べているような「そもそもなぜ子どもの声を聴くのか」について十分に社会的な認識や合意を共有しないままに、「声を聴く」という手段だけが先行してしまうと、子どもの「声」が、大人にとって必要な情報を、大人の都合のいい方法で得るためだけの限定的な意味で使われてしまったり、一部の子どもの言語的な表出だけが子どもの声のすべてのようにとらえられてしまったり、子どもたちに十分なフィードバックがなされなかったりすることがあるかもしれないと思うのです。そうすると、「声を聴く」ことが逆に子どもの最善の利益とは遠ざかる方向に働いてしまう可能性があるかもしれません。

また、日本では子どもの「声を聴く」ことが、まずは社会的養護や社会福祉の分野の法律やガイドラインに定められてきました。児童福祉法は2016年に改正され、子どもが「権利の主体」であると明記されました。これはとても大きなことで、虐待の発生予防、介入、自立支援など、児童福祉のあり方が大きく問われました。同時期には「新しい社会的養育ビジョン」が取りまとめられ、子どもの意見表明権や参画を支える柱としてアドボカシーが明記され、児童福祉審議会が必要に応じて子ども自身の意見を聴くことができるとし、虐待された子どもたちを「権利の主体」として声を聴こうとする動きが本格化したのです。

さらに、2019年の虐待防止法改正では子どもの意見を聴く機会の確保、意見表明支援の仕組みの構築、権利擁護の仕組み等があらためて検討事項とされ、最近では2022年の児童福祉法の改正で、子どもの権利擁護に関する環境整備が都道府県に義務づけられ、意見聴取等の措置の導入や意見表明支援事業の新設の努力義務などが明記されるに至っています。この10年ほどでの変化は目覚ましく、重要なことで、今後の運用を見守っていく必要があります。一方で、もちろん虐待やネグレクトなどのより声を発しにくい環境にいる可能性の高い子どもの声を大切にすることの重要性は強調すべきですが、本来は子どもの意見表明権の保障やアドボカシーは、すべての子どもの日常の営みの中で保障されていくことなのだという認識は忘れないようにしたいと思います。

（3）子どもの声はどこからやってくるのか

だからこそ、子どもの声を「聴く」ときに大切にしたいことを、ここでみなさんと共有できたらと思います。まずは、子どもの「声」、特に言語化された「言葉」はどこからやって来るのか、ということです。子どもから発せられる言葉は、その子どものさまざまな背景と

図表6-1　言葉になった声は“本当の声”の一部にすぎない

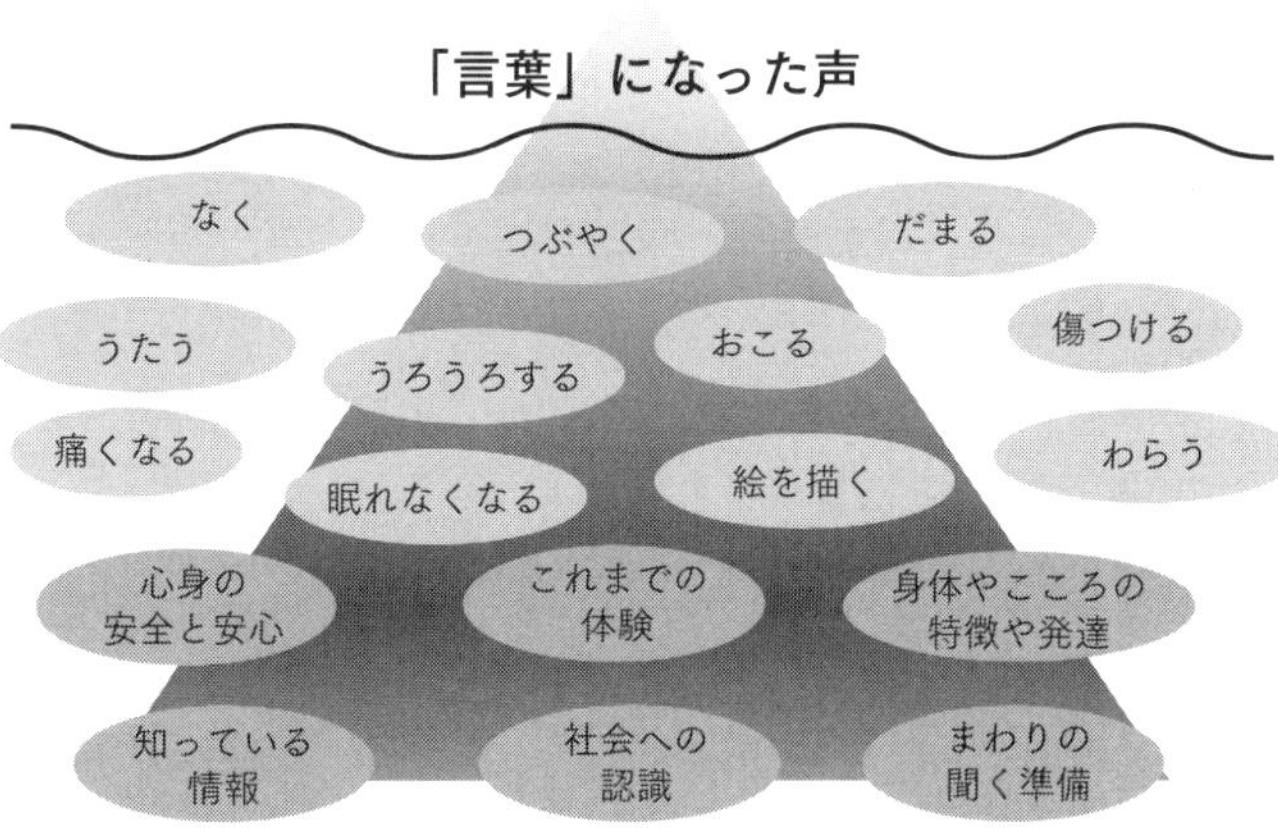

状況、自分や社会への認識をもとにした「願い」と、知り得ている情報、そして声を発する環境とがかけ合わさった、ほんの氷山の一角にすぎません（図表6－1）。

例えば、わたしは児童相談所でかかわる子どもたちに「もしも神様がいて、願いが3つ叶うとしたら、何をお願いしたい？」と尋ねることが多いのですが、その答えは本当にさまざまです。「暴力を受けないこと」と話す子どもがいれば、「世界が平和であるように」と伝えてくれる子もいます。もしも前者の子どもが、安全で安心できる環境で育っていたとしたら、その願いは、暴力を受けないことについて考えるまでもなく、その子どもがとても大好きな音楽に関することだったかもしれません。あるいは、後者の子どもが非常に過酷な環境の中にあっても「世界平和」とおっしゃるその過程には、自分の気持ちや願いを傍に置いておいたり気づかないようにしたりして、他者や周りのことを見るという認知的な対処があるのかもしれません。

さらに、抑圧の中で生きてきた子どもやトラウマ症状のある子どもは声を出しにくかったり、自分の感じていることや考えていることにまとまりを感じにくくなったり、あるいは願いとは反対のことが言葉に出たりすることもあると思います。それが嘘だとか本当だとか、何が真実かということを言いたいのではなく、わたしたちが表面的に受け取っているさまざまな声は、ある絶対の結論ではなく、あくまで文脈の中で生まれたものであるということを忘れないようにしたいなと思います。

そのことに気がついていないと、子どもの声が一人歩きしてしまうことがあるかもしれません。先述のように、児童福祉の分野では近年、法律の改正や実践の中で、子どもの声を尊重しようとする流れがあります。こうした潮流の中で、子どもが措置に対して意見を求められることも増えてきたのではないでしょうか。

例えば、以前働いていたある一時保護所では、毎朝のマラソンが日課になっていました。わたしが面談をしたある子どもは抑うつの症状が強く、早く起きたり、身体を動かしたりすることに多くのエネルギーを費やさなくてはならなかったので、マラソンはとてもきつかったと言います。彼女は、「全然慣れない。走ってもリフレッシュになんかならない。こんなんなら、暴力とか死ねとか多少我慢してでも、早く家に帰りたい」と話しました。わたしはその彼女の思いを文章にして、記録票に残します。でも、その言葉がカンファレンスで切り取られるとき、「子どもの希望としては、どうしても早く家に帰りたいそうで、早期の家庭復帰を望んでいます」となるかもしれません。

その子はあくまで、抑うつ状態なのに早朝マラソンを強制されるような一時保護の生活と比べたら家で暴力を受ける方がまだマシだと思えてしまうということを伝えてくれていたのに、そうではなくて、あたかも自発的に家に帰ることを希望しているかのように受け取る人もいるでしょう。すると、彼女の言葉の背景にある、一時保護所での子どもの生活環境の課題などは消えてしまって、「本当の願い」は「子どもの声や希望」という耳障りのいいラベルのもとに見えなくなってしまうのです。

(4) どのように聴くのか

では、子どもの声を聴くために、わたしたちは具体的にどんなことを大切にできるといいでしょうか。まず、声を聴くことは、継続的な、双方向のプロセスだということが何よりも重要です。「聴く」ことは実際にその場で話を「聴く」ことだけではありません。その「前」「後」が大切なのです。

「前」の営みとしては、その子どもの発達段階に合った方法で、意見表明に関することと、そのための基本的な情報を共有します。これは、子どもの権利条約第17条の「知る権利」（情報に対する権利）にも関連します。そもそも、すべての子どもには意見表明と参画の権利があること、それは強制されるものではなくその子どもが選べること、誰によってどのようなプロセスで声が聴かれ、その意見はどのようにその子どもたちや周囲に影響を及ぼす可能性があるかということについて、案外わたしたちが伝えられていないこともあるのではないでしょうか。

わたしは子どもと面談するときには、小さな子どもであっても自分の名刺を渡すようにしています。そして、自分の役割を伝え、話を聴く目的や、休憩ができること、話したくないことを話さなくてもいいこと、内容は誰に伝わる可能性があるか、伝えてほしくないことについては相談したいこと、などを共有します。これは、わたし自身が病院を受診する患者側になったときに、名前を名乗らなかった医療者に診察をされて、ある種のヒエラルキーの中での無力感や怖さを感じたことや、ある子どもから「なんか〝こころの人〟（心理士や医師）って、誰かもよくわかんないのに、ズカズカこころの中に入ってきて、聞きたいこと聞くだけ聞いといて、去るよね」という言葉を聴いたことなどから、反省を重ねつつ、試みている方法です。

また、子どもたちはそれぞれ、自分に合った方法で、必要な情報を必要なタイミングで得ることができるし、あるいは望まないときには、知らないこともできます。その土台を保障することが大切です。例えば医療現場で、子どもに対して何か意見を聴いたり合意を得たりするときに、説明が子どもの発達に合わず理解しにくいものであれば、その意見は子どもの願いと異なるものになってしまうかもしれません。子どもの治験（人を対象に「新しい治療法や診断法」の有効性や安全性を調べる研究）で子どもへの説明を行う際には、大人とは異なった表現を使用するのはもちろん、子どももそれぞれの発達段階を十分に考慮して行う必要があります。子どもの治験ネットワーク[*11]では、こうした文書を、小学校低学年、高学年、中学生とそれ以上に分けて作成しています。特に、小学校低学年くらいやそれに準じた発達の段階にある子どもは、抽象的な概念の理解が発達途上で、具体的な自分の身近なことを介して物事を理解する段階にあるので、特に知らないことや大きな事柄を取り扱うときには、それに配慮した伝え方をすることが必要です。

文章の書き方だけではなく、情報の処理や集中力などを考慮し、その子どもが好きなことや大切にしていることと結びつけた伝え方が大切になるかもしれません。また、一方的に伝達するのではなく、その子どもがその事柄についてどのように理解しとらえているのかを確認しながら、双方向のやり取りの中で情報を共有していくことも大切です。

次に、実際に「聴く」プロセスがあるのですが、そこでは子どもが安心でき、エンパワメントされる環境が必要です。少なくとも、聴いている大人たちが真剣であることが伝わり、子どもたちがリラックスできる環境を用意したいなと思います。

まず、大人が問いを投げかける場合には、その問いかけがその子どもたちの伝えたいことと合っているか、あるいはそもそも「質問と答え」という方法が本当にふさわしいのかについて検討することが大切かもしれません。先日、子どものアドボケイトとして活動されているユースの方と話していて、「だいたい大人は質問を用意しているけど、それは子どもたちが伝えたいこととずれていることが多くて」「その質問に答えていると、伝えたいことが伝えられない」と話していらしたのが印象的でした。

また、わたしがかかわったある大規模なアンケート調査で、ある小学生の子どもが選択式の調査項目（「5つ選んでください」）を見て「5つだけとかってに決めたりしないで」と書いてくれていたのを覚えています。つい、大人がしたい方法で聴きたいことを聴き、それで聴けたような気持ちになって満足するということが起こりがちなのかもしれません。子どもたちが本当に「聴かれたい」ことやその方法は何なのか、子どもと一緒に考えることが必要なのだと思います。

問いの内容や尋ね方だけではなく、その場の雰囲気も大切です。子どもたちと話す場を設けるときには（大人もそうだと思いますが）グランドルールと呼ばれているものをつくることが推奨されます。例えば、正解はなくどんな意見も大切であること、この場で話したことであとから責められることはないこと、匿名性が保たれること、話したいことがある人は手を挙げて発言をすること、といったようなことがグランドルールには書かれることがあります。

また、子どもたちと一緒にグランドルールを作成する場合もあります。よく出てくるのは「さえぎらないで最後まで聴いてほしい」「否定しないで聴いて」といったことです。うなずいてほしい・反応してほしい、などの意見が出ることもあります。まさに、聴くプロセスも、子どもの参画のもとにつくっていくことで、子どもたちの発言や参画がより主体的なものとなり、かつ子どもたちのことをエンパワーできるのです。

さらに、聴かれた意見や声は、子どもの発達段階や背景に応じて、正当に重視され、考慮される必要があります。そのときには、単に子どもの話をすべて実現するということではなくて、子どもの最善の利益（という名のもとに大人の利益とならないよう吟味して）にかなうような方法で、子どもの意見を十分に尊重します。そのうえで、子どもに対しては、意見がどのように受け止められ、どのような理由でどのように考慮されたか、結果にどのように影響を与えたか、反映できない部分があるとしたらそれはどんなことでどんな理由か、といったことをフィードバックします。また、もしも意見が聴かれていない・プロセスにおいて十分ではないところがあると感じれば、それを誰にどうやって伝えることができるかも、子どもの理解できる方法で共有することが必要です。

前述の子どもの権利委員会・一般的意見12号[*12]（２００９年）には、子どもまたは子どもたちが意見を聴かれかつ参加するあらゆるプロセスに求められることとして、以下のような項目を挙げています。

(a) 透明かつ情報が豊かである

子どもたちは、自己の意見を表明し、かつその意見を正当に重視される権利やその方法、範囲、目的や影響についての、十分な、アクセスしやすい、多様性に配慮した、年齢にふさわしい情報を提供される。

(b) 任意である

意思に反して意見表明を強要されることはなく、どの段階でも関与をやめてよいことが知らされる。

(c) 尊重される

意見は敬意をもって扱われ、また子どもたちにはアイデアおよび活動を主導する機会が提供される。おとなは、学校、文化や環境への貢献における子ども参加の好例を認知し、尊重し、発展させる。子どもたちの生活の社会経済的、環境的および文化的文脈について理解する。

(d) 子どもたちの生活に関連している

意見表明権を有する問題は、子どもの生活に関連しており、かつ自分の知識、スキルおよび能力を活用できるようなものである。加えて、子どもたち自身が関連性および重要性を有すると考えることに光を当て、かつ対処できるようにする余地も設けられる必要がある。

(e) 子どもにやさしい

環境および作業方法は子どもたちの力に合わせて修正される。子どもたちが十分に準備を整え、かつ意見を表明する自信および機会を持てることを確保するため、十分な時間および資源を利用可能とする。子どもたちは、年齢や発達しつつある能力にしたがって異なる水準の支援や関与の方法を必要とすることが考慮される。

(f) インクルーシブである

どんな理由による差別もなく、すべての子どもたちに対して均等な参加の機会を提供する。プログラムにおいては、あらゆるコミュニティ出身の子どもたちに対して文化的配慮を行なうことも確保される。

(g) 訓練による支援がある

おとなには、たとえば耳を傾けること、子どもたちと共同作業を行なうことおよび発達しつつある能力にしたがって効果的に子どもたちの参加を得ることなどについての訓練、スキルや支援が必要である。子どもたちには、たとえば効果的参加にかかわるスキル、権利意識を高めるための能力構築、会議の組織、資金集め、メディア対応、公の場での話およびアドボカシーに関する訓練が必要である。

(h) 安全であり、かつリスクに配慮している

子どもたちに対する、暴力、搾取、または参加にともなうネガティブな結果のリスクを最小限に留めるために、あらゆる予防措置をとる。一部のグループの子どもたちが直面する特別なリスク、および、このような子どもたちが援助を得る際に直面するハードルを認識して明確な子ども保護戦略を策定する。子どもたちは、危害から保護される権利を認識し、かつ必要な場合にどこに行けば援助を得られるか理解している。

(i) 説明責任が果たされる

すべてのプロセスで、子どもたちは、その意見がどのように解釈および活用される

か・影響を与えたかについて情報を知らされ、かつ、必要なときは、異議申し立てをしたり影響を及ぼす機会を提供されたりする。子ども参加のモニタリングおよび評価は、可能な場合には子どもたち自身とともに行なわれる。

以上からは、意見を聴くことは一方向のプロセスではないということがよくわかります。意見を聴くプロセスは子どもと大人が相互の環境や背景をよく理解し（あるいは「子ども」「大人」という分類を外して、人として自分や相手を理解し合い）、対話・会話を継続していく過程そのものなのです。特にフィードバックについては、今後さまざまな工夫や発展が求められていくと思います。子ども向けの調査を行っても、そもそも子ども自身にきちんと還されていないことも多いのではないでしょうか。報告書があっても内容が難解で長いレポートや、子ども向け報告書という名目だけで、なんとなく言葉を平易にしてふりがなを振ってそれっぽいイラストがついているだけのものもあるような気がしています。本来であれば、子どもたちのニーズや発達の段階に応じて、子どもたちが手に取りやすい、かつ今後のコミュニケーションを促進できるような媒体として、子どもへのフィードバックはあるべきだと感じます。

このように、聴くプロセスはその「前」と「後」を含めた、継続的なコミュニケーションの旅路です。つまり、子どもの意見を真に聴き、子どもの参画のもとで社会をつくっていくのには、声を聴く場面をアンケートやイベントで刹那につくるだけでは十分ではないのです。何度か紹介している、国連の子どもの権利委員会・一般的意見12号にも、子どもの参画について、「参加が効果的かつ意味のあるものとなるためには、一度きりの個別的イベントではなくプロセスとして理解される必要がある」と明記されています。

イベントを行うこと自体が悪いということではなくて、そのイベントがどのくらい真の参画に近づいているか、近づけるにはどのような工夫ができるのかを、いつも意識しておくことが大切だということです。

Column

子どもたちへのフィードバック

わたしは2023年に日本財団によって行われた、日本での最大規模のこどもの意識調査*13で、こども向けのレポート*14の作成に携わりました。この調査では、日本でこども基本法が施行されこども家庭庁が設立されたという流れの中で、子どもたちのウェルビーイングの現状や権利の認識、子どもたちが国や社会に望んでいることを明らかにし、それを国に提言として届けるということを大きな目的の1つとしていました。わたしはこの調査結果を、国だけではなく、子ども向けにきちんと還していくことを大切にしたいと考えました。聴かれたものがどのようにまとめられ、どのように届けられたかについて、答えてくれたこどもにフィードバックを行い、かつ、今回声を聴けていないたくさんの子どもたちや周囲の大人とも、子どもの声の持つ力や影響について共に考える機会をつくりたいと思ったのです。

こども向けレポートでは、こども自身が自分のタイミングで、自分にとって心地よい形で手に取れること、さまざまな感じ方や声があることが自然に感じられること、大人の判断や偏見をできるだけ減らし結果をニュートラルに伝えること、読み終わったあとにも寄り添えるような工夫をすること、一方的な大人からの説明ではなくできるだけ対話的なレポートと

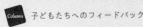

なることなどを大切に作成しました。レポートにはガイド役となる子どもと等身大のキャラクター（オレンジ色の雲のような「だんだん」）がいて、子どもと一緒に旅したり休んだり、考えたりするような構成になっています。

この調査では、質問を作成するときに子どもたちからの意見をいただき反映させるとともに、レポート作成でも子どもたちの意見を聴きながら修正を重ねました。子どもたちからのレポートへの意見として、メッセージのボリュームやグラフなどへの具体的なアドバイス、キャラクターがいることのよさ、学校を通じたお知らせの大切さ、学校に行ってない人にも届ける工夫を入れてほしいこと、不満があると言っていいんだと感じたことなど、大人だけでは気づくことのできなかったことを伝えてくれました。ぜひ、「だんだん」とともにレポートの中を旅していただいたり、全体版の報告書で子どもたちの声に触れていただけたら幸いです。

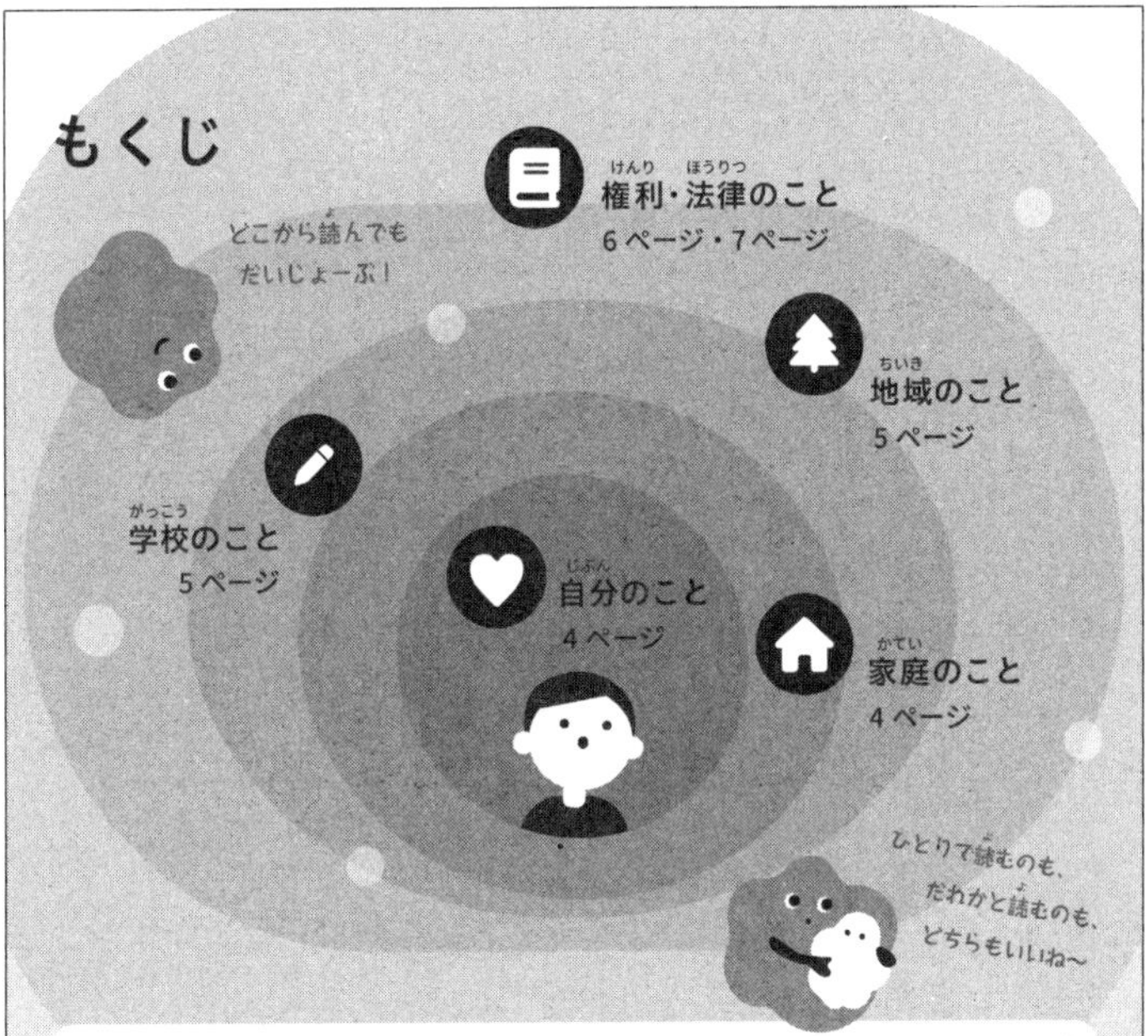

「こども1万人《まんにん》意識調査《いしきちょうさ》」に参加《さんか》してくれたこどもについて

日本全国《にほんぜんこく》すべての都道府県《とどうふけん》から10〜18歳《さい》のこどもたち1万人《まんにん》が、
2023年《ねん》3月《がつ》6日《にち》(月)〜3月《がつ》12日《にち》(日)にインターネットで答《こた》えてくれました。

いろんなこどもが参加《さんか》してくれました	さまざまな年齢《ねんれい》、性別《せいべつ》、家族《かぞく》のかたち、学《まな》んでいる場所《ばしょ》、住《す》んでいる地域《ちいき》、ルーツ、気持《きも》ちや考《かんが》えの子《こ》たちがふくまれています。
今回《こんかい》の調査《ちょうさ》ではできなかったこと	調査《ちょうさ》に協力《きょうりょく》してくれたご家庭《かてい》を通《とお》してこどもたちに答《こた》えてもらったので、ご家庭《かてい》を通《とお》して答《こた》えるのが難《むずか》しいこどもの声《こえ》は十分《じゅうぶん》に聴《き》けていません。今後《こんご》このような声《こえ》を大切《たいせつ》にする工夫《くふう》を考《かんが》えたいと思《おも》っています。

もやもやしたら、最後《さいご》に相談先《そうだんさき》ものってるみたい

3

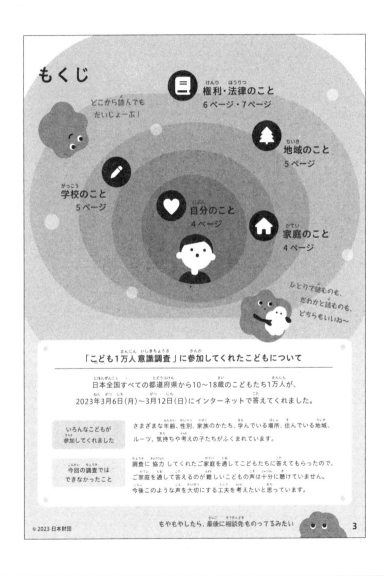

自分《じぶん》のこと

まずは参加《さんか》してくれた子《こ》が自分《じぶん》について
答《こた》えてくれたことを伝《つた》えるね

今《いま》の自分《じぶん》は？

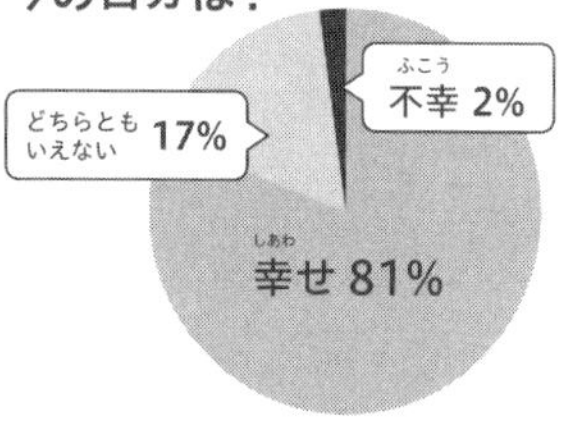

身体《からだ》の健康状態《けんこうじょうたい》は？

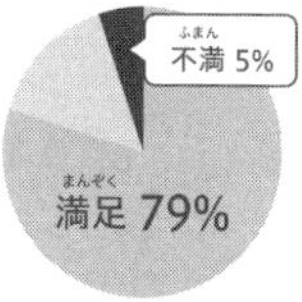

気持《きも》ちやメンタルは？

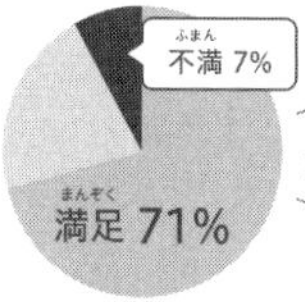

だんだんはぼーっと空《そら》を見上《みあ》げると
いい感《かん》じって思《おも》うよ ♪

身体《からだ》や気持《きも》ちの満足以外《まんぞくいがい》にもあなたの幸《しあわ》せってあるかな？

Q. あなたは、現在、どのくらい幸せを感じていますか？【選択】
Q. あなたは自分の身体の健康状態に満足していますか？【選択】　Q. あなたは自分のや気持ち・精神（メンタル）に満足していますか？【選択】

家庭《かてい》のこと

家庭《かてい》に満足《まんぞく》？

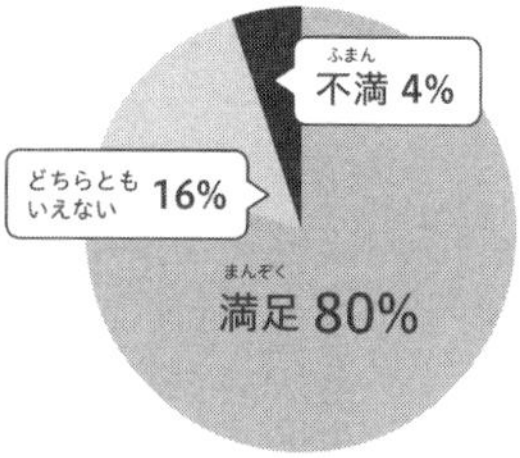

＼ もっとこうなったらいいな！ ／

- 勉強《べんきょう》へのプレッシャーをあまりかけないでほしい
- お金《かね》の心配《しんぱい》をせずに暮《く》らすための経済《けいざい》的なサポート
- 親《おや》にもっと自分《じぶん》の話《はなし》を聞《き》いてほしい
- 家族《かぞく》に仲《なか》良くしてほしい

ここにのっているのも、
のせきれなかったのも、
どれもたいせつな願《ねが》いだなあ…

Q. あなたは、自分の家庭に満足していますか？【選択】
Q. 家庭でこうなったらいいなと思うことや、あったらいいと思うサポートはありますか？【選択】

 4

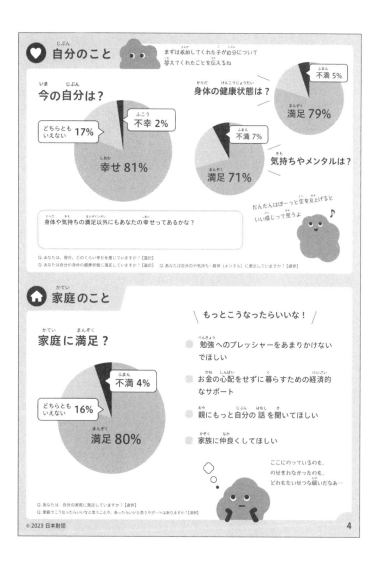

Column 子どもたちへのフィードバック

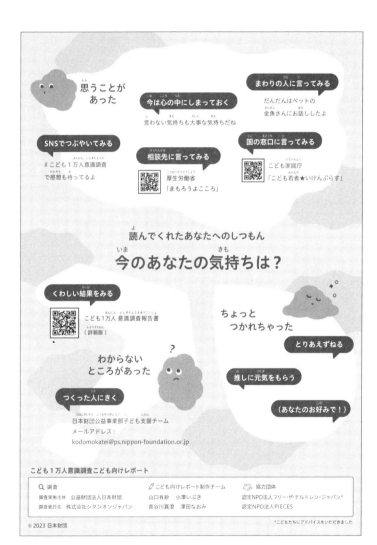

思《おも》うことがあった

今《いま》は心《こころ》の中《なか》にしまっておく

言《い》わない気持《きも》ちも大事《だいじ》な気持《きも》ちだね

まわりの人《ひと》に言《い》ってみる

だんだんはペットの金魚《きんぎょ》さんにお話《はな》ししたよ

SNSでつぶやいてみる

#こども１万人《まんにん》意識調査《いしきちょうさ》で感想《かんそう》も待《ま》ってるよ

相談先《そうだんさき》に言《い》ってみる

厚生労働省《こうせいろうどうしょう》「まもろうよこころ」

国《くに》の窓口《まどぐち》に言《い》ってみる

こども家庭庁《かていちょう》「こども若者《わかもの》★いけんぷらす」

読《よ》んでくれたあなたへのしつもん

今《いま》のあなたの気持《きも》ちは？

くわしい結果《けっか》をみる

こども1万人《まんにん》 意識調査報告書《いしきちょうさほうこくしょ》（詳細版《しょうさいばん》）

ちょっとつかれちゃった

とりあえずねる

推《お》しに元気《げんき》をもらう

（あなたのお好《この》みで！）

わからないところがあった

つくった人《ひと》にきく

日本財団《にほんざいだん》公益事業部《こうえきじぎょうぶ》子《こ》ども支援《しえん》チーム
メールアドレス：
kodomokatei@ps.nippon-foundation.or.jp

こども１万人意識調査こども向けレポート

調査
調査実施主体　公益財団法人日本財団
調査委託先　株式会社シタシオンジャパン

こども向けレポート制作チーム
山口有紗　小澤いぶき
長谷川真澄　澤田なおみ

協力団体
認定NPO法人フリー・ザ・チルドレン・ジャパン*
認定NPO法人PIECES

*こどもたちにアドバイスをいただきました

（5）子ども参画のラダー？

ここで、子どもの参画の説明の際にしばしば引用されるモデルを紹介したいと思います（図表6－2）。

このモデルはもともとは「参画のラダー（はしご）」としてユニセフから紹介され、さまざまなところで参考にされてきました。つまり、子どもの参画といってもそれにはさまざまな形態があり、大人の関与が多く子どもが大人の言いたいことを伝えたりイベント的に参加したりするような大人の関与の多いものから、子ども自身が主導してそこに大人も巻き込まれるような、大人の関与が少ないものまでグラデーションがあるということをラダー（はしご）で示したものです。[*15] これ自体もとても大切な考え方なのですが、最近この考案者であるハート自身が、このモデルは初期の叩き台のようなものであって、誤解を招きやすい部分もあるとしてコメントをしています。[*16]

まず、彼は、はしごの形にしたことで上に行くほど良いように見えるかもしれないけれども、そこに優劣があるわけではなく、さまざまな参加の形態と大人のかかわりの程度を示しているのであって、その程度をよく自覚していることが重要であるということを強調してい

図表 6-2　参画のラダー（はしご）

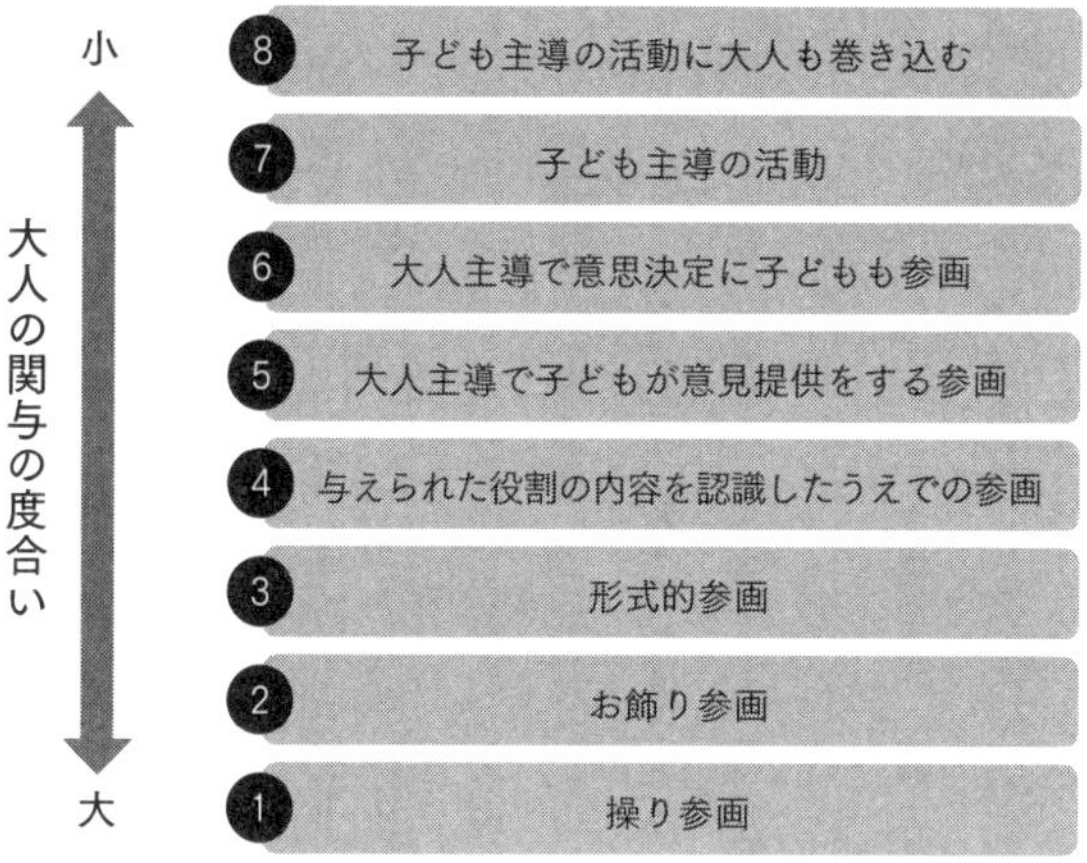

出典）Hart (1992)[*17] をもとに著者作成。

ます。

実際に、ハートのモデルを元にしたものとして、はしごではなくて土台のようにしたモデルや、先に紹介したOECDの生徒エージェンシーの報告書では、子どもたち自身が円のようなモデルを考えています。OECDのモデルでは、参画のレベルが一方向にただ上がっていくものではないことや、「操り参画」の以前に「沈黙」というレベルもあることを示しています。[*18]

また、ハートの元のラダーでは一番上が子ども主導の活動になっていますが、最終形として子どもが責任者となることを目指しているわけではなくて、子どもが他の子どもや大人を含むさまざまな市民と協働して、一人の市民としての最大の参画ができる状態が大切であるということも彼自身が述べています。さらに、このモデルでは西欧の個人主義が強く反映されているので、アジアなどでは参画の形の文化が異なる可能性について言及されていることも重要な点です。

わたしが特に共感したのは、このモデルは、どちらかというと政策への参画などの「フォーマルな」参画に親和性が高く、子どもの参画＝フォーマルな参画であると誤解されがちだけれども、本当は子どもたちが、生活や遊びといった日常の中で文化をつくっていくようなさまざまな活動をしている、という主張です。「子ども参画」を切り取ることで、多世代が混じり合いながら日々の暮らしの中で参画しあい世界をかたちづくっていくことから、逆に子どもが排除されるようなことがあってはならないのです。子どもの参画にはさまざまな形があり、大人の関与の形態もさまざまであるということを認識しながらも、あくまでも、子どもを一人の主体的な市民としてとらえ、最善の利益にかなうような協働を模索し続けていく、そんな社会でありたいなとあらためて思います。

(6) 聴こえない声に気がつく

「声を聴く」というとき、言語でのやり取りをイメージする方が多くいらっしゃるかもしれません。けれども、実際には、子どもたちは（もちろん大人も）声にならないさまざまな方法で日々発信をしています。第3章にも述べたように、すべての行動やあり方はコミュニケーションなのです。言葉と行動が一致しないことがあるし、子どもの場合には特に、周囲の状況によって言語による発信が変化することもあります。

例えば、あるときには「お母さんから毎日殴られていた」と話していた子どもが、次の週には「お母さんは優しかったし、殴ったことは2回くらいしかなかった」と話すというようなことをしばしば経験します。こうしたとき、「どっちなの」と事実を確認したい気持ちになるのは自然なことなのですが、こうしたときにこそ、事実確認の前にちょっと立ち止まって、非言語の「間」に耳を傾けることが大切なのだと思います。

その子どもにとっては、そのときの／その状況で／その質問や投げかけに対して立ち上がってきた声として、どちらも本物なのです。そこで、それを「嘘」にするのではなく「言葉のゆらぎの奥でどんなことが起きているんだろう」という純粋な好奇心（その人のことをもっと知りたいという気持ち）をもとに、「もう少し教えて」と留まることが、本当の聴く力なのかなとも思います。

また、乳幼児の方のように言語を獲得している過程にある人や、言語を主な表現手段としていない人たちもたくさんいます。言葉を主な媒介手段にしている人でも、そのときによって、さまざまな表現手段を織り交ぜながら、日々コミュニケーションをしているはずです。ある自閉症の方と診察室で出逢ったとき、わたしが立て続けに言語での質問をしてしまったこともあってか、そのお子さんが突然椅子を立ち、診察室を出たかと思うと、空いている待合の広い廊下の壁沿いに立って、背中を、とん、とん、とん、と定期的なリズムで壁に優しく打ちつけ始めたことがありました。

わたしも思わず立ち上がり、その方を追いかけて、少し離れた壁で、同じように、とん、とん、とん、とそれに合わせてリズムを刻みました。そのときに流れたなんとも言えない感覚を忘れることができません。言語にはならない、その方にとっての安全に感じられるやり方について教えていただきながら、わたしは言語が必然的に持ってしまう優位性に気づかないまま、しかも診察室という場所で自分が主導権を握ったような気持ちになって、「その方にとって」いい方法でのコミュニケーションの手段ではなく、「わたしにとって」慣れている手段を選んでしまったことをとても恥ずかしく思ったのを思い出します。

別のエピソードとして、わたしはいま4歳の子どもと暮らしているのですが、その子どもが育つ中で、言語がグッと伸びる時期に、同時に生活が退行するということを何度か経験したことで、言語を獲得する過程は、ある意味で「喪失」の体験なのだということに気がつきました（第1章コラム参照）。言語を話せると周囲に認識された瞬間に、その子どもは周囲から、言語で伝えることを第一選択、あるいは前提として求められるようになります。乳児期には、周囲が子どものさまざまな動きや音、表情、生活リズムの変化や皮膚の色などから汲み取ろうとしていたその営みが、なくなりはしなくとも急に薄まり、言語という「共通のもの」でコミュニケーションをすることを強いられるようになるという、これまで意識してこなかったことを子どもから教えられ、衝撃を受けました。

子どもから大人になっても、人はさまざまな方法でコミュニケーションをとっているにもかかわらず、ことに意見の表明や参画ということになると、なぜか言語が優先的な手段となる。この前提についても、わたしたちは見直すことができるかもしれません。発達段階やいわゆる心身の障害によって言語が主なコミュニケーションの手段ではない方はもちろん、すべての人が、その人にとってそのときに心地よい方法で発信していることが（意識的あるいは無意識的なことも含めて）受け取られ、やり取りが続いていくことこそ、本当の意味での声が聴かれるということなのだと思います。少なくとも、言語の声を聴くという選択をしたときには、聴けていない余白がたくさんあるかもしれないことに想いを寄せ、言語以外の声を受け取る工夫を楽しんだり、慈しんだりできることが当たり前になるといいなと感じています。

Column

マシュマロはひとつでいい

みなさんは「マシュマロテスト」という実験について聞いたことがあるでしょうか。

4歳くらいの子どもの前にひとつのマシュマロを置いて、「いますぐに食べてもいいけれど、いますぐ食べないで待つことができたら、もうひとつ食べられる」と伝えて、待てるかどうかを試す実験です。研究の結果、いますぐ満足を得たいという衝動をコントロールして、将来のより大きいと思われる報酬や目標を選ぶことができる子どもほど、つまり、マシュマロをすぐ食べずに待つことができる子どもほど、将来の学業成績や社会情緒的な力、健康などの予後がいいという結果が導き出されました。

これは世の中にインパクトを与え、子どもたち自身の葛藤が動画になっているという手段も手伝って、いろいろなところで引用されました。その後、「待つ力」は結果と直接の因果関係があるわけではないことが強調されて、実際には、その子どもの置かれた社会経済的な環境がいいほど待つ力も強く、それが待つ力と予後の関係を強く見せている、という解釈がされるようになりました。*19

このコラムの目的はこの実験についての詳細を論じることではないのですが、とにかく、そういう有名な研究があります。わたしが一緒に暮らしている子どもが3歳半になったときにマシュマロにはまっていた時期があり、ついやってみたくなってしまったわたしは、おもむろにマシュマロを取り出して、凝視する子どもの前に置きました。

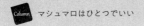

わたし「◯ちゃん、ゲームだよ。ここにひとつマシュマロがあります」
子ども「たべる」
わたし「待ってね、ゲームなのね。（時計の）この針まで、食べずに我慢できたら、もう一個食べられるんだって」
子ども「うんわかった」
わたし「よーい、はじめー」
子ども（ぱくっ、もぐもぐ）
わたし「え！ はや！ ◯ちゃん、ママのお話きいていた？ ちょっとわからなかった？」
子ども「きいてたよ。◯ちゃんは、マシュマロはひとつでいいから、たべたの」

わたしはショックと、ある種の感動で胸がいっぱいになりました。そうか、「子どもはマシュマロを2つ食べたいに違いない」という前提は、大人が子どもにこうあってほしいという願いであって、子どもの願いではないのです。このように、実験や科学的な根拠と言われるものの前提自体が、大人のニーズに基づき、子どものニーズではないこともあるのだろうなと、思いつまされました。日々の生活の中でも、大人がつくったルールとか（子どもの保育園には、「うらやましがる子がいて喧嘩になるので光る靴はダメ」という謎すぎる決まりがあります）、「貸して」「どうぞ」の保育園のあのお決まりのやり取りも、「謝れて偉かったね！」の賞賛も、子どもたちの願いはもっと別のところにあるのかもしれません。

最近はさまざまな研究で当事者の参画が推奨されています。子どもにかかわる調査や研究をする際にも、子どもたちにとって本当に大切な要素は何で、アウトカム（成果・結果）として何が子どもたちにとってのウェルビーイングであるのか、一緒に考えながらアップデートしていく世界であることができたらと思います。

(7) 聴くことには傷つきも伴う

最後に、誰かの声を聴くことで、聴く側も疲れたり傷ついたりすることにも言及しておきたいと思います。第3章にも詳しく述べましたが、共感を持って声を聴くことはパワーを使うことです。また、受け止めた声をどのように返していいかわからずに、無力感に立ちすくむことがあるかもしれません。それ自体は悪いことではないのですが、自分の状態に気づき、立ち止まって休憩したり、自分を甘やかしたり、周囲とうまく共有したりして、その傷つきを予防したり癒したりすることができるといいなと思います。

ある地域での子どもへのアンケート調査のお手伝いをしたとき、その地域の職員さんが、アンケートの結果を見て、「こんなにたくさんの声を受け取ってしまった以上、自分は何かをしなくてはいけないのに何もできない気がする、考えて眠れない」と落ち込み、涙を流していらしたのを思い出します。本当であれば、アンケートのデザインの段階で、聴くことの傷つきについてあらかじめ共有しておけたらよかったと反省したのを覚えています。

その方には、声を受け取ることは傷つきや疲れを伴うことであること、それは誰にでも起こりうることで決してその方のせいではないことを伝えました（このように、起きていることを一般化して一緒に眺めてみることを「ノーマライゼーション」と呼びます）。また、きっとこうしたしんどさはその方だけではなく、アンケート調査にかかわった組織の他の方も感じていらっしゃるかもしれないので、「声を受け取った一人の人間としての想い」やいまの心身の状態にも焦点を当て、職場で対話の時間をつくれるように一緒に考えました。

声を受けとったあとに、どこにそれを持っていったらいいかわからないと、聴こえなかったことにしてしまいたくなることもあるかもしれません。個人や組織が、声を聴いて困ったときにさらに相談できる公的・私的なネットワークが普段から見えていることが声を聴きやすい文化を後押しします。こうした環境を事前に想像し、準備しておくこと自体が、聴く側の声が誰かに聴かれる重層的な仕組みの構築と、すべての存在の声のエンパワメントにつながるのだと思います。

第6章のまとめ

本章では、子どもの声を聴くことに焦点を当てました。そもそもなぜ子どもの声を聴くのかについて、子どもの権利の視点、子ども時代のポジティブな体験や関係性の視点、自己感の形成の視点、そして「象徴としての子ども」から学ぶ視点の４つの側面から論じました。また、最近の子ども政策で子どもの声を聴く流れがあるからこそ、本当に子どもの声を聴くことの意味や本当に子どもの最善の利益にかなうような方法を考え続けなくてはいけないのではないかということを投げかけました。つまり、子どもの「声」はどのように形成されるのかを意識し、声を聴く「前」や「後」を含めた、継続的なプロセスとしてとらえ実践していくこと、参画にはさまざまな方法があることを認識して振り返ること、さらに、声にならない声に気がつくことや聴く人のケアを忘れないことなどの重要性について、それぞれ詳しく述べました。

本書も終わりに近づいてきました。次は、ここまで書いてきたことのまとめとして、あらためて、子どものウェルビーイングを権利や尊厳の視点から眺めてみたいと思います。

注

＊1　国立成育医療研究センターコロナ×こども本部（2020）「コロナ×こどもアンケート第2回調査報告書」https://www.ncchd.go.jp/center/activity/covid19_kodomo/report/CxC2_finrepo_20200817_3MH.pdf

＊2　「国連子どもの権利委員会・一般的意見12号」（2009）https://www.nichibenren.or.jp/library/ja/kokusai/humanrights_library/treaty/data/child_gc_ja_12.pdf

＊3　国立成育医療研究センター（2023）「子どもたちから学ぶ『子どもの権利』を守るために」https://www.

ncchd.go.jp/center/assets/CxCN2022_UNCRC.pdf

＊4 公益社団法人セーブ・ザ・チルドレン・ジャパン（2019）「子どもの権利条約 採択30年 日本批准25年 3万人アンケートから見る子どもの権利に関する意識」https://www.savechildren.or.jp/news/publications/download/kodomonokenri_sassi.pdf
日本財団（2023）「こども1万人意識調査報告書」https://kodomokihonhou.jp/news/img/231004.pdf

＊5 前掲注4

＊6 Bethell, C., Gombojav, N., Solloway, M., & Wissow, L. (2016). Adverse Childhood Experiences, Resilience and Mindfulness-Based Approaches: Common Denominator Issues for Children with Emotional, Mental, or Behavioral Problems. *Child and adolescent psychiatric clinics of North America,* 25(2), 139-156.

＊7 Kosher, H., & Ben-Arieh, A. (2017). What children think about their rights and their well-being: A cross-national comparison. *The American journal of orthopsychiatry,* 87(3), 256-273.

＊8 Yamaguchi A, et al. “How Listening to Children Impacts Their Quality of Life: A Cross-Sectional Study of School-Age Children During the COVID-19 Pandemic in Japan.” Under Review at *BMJ Paediatrics Open.*

＊9 Ryan, R., & Deci, E. (2000). Self-Determination Theory and the Facilitation of Intrinsic Motivation, Social Development, and Well-Being. *American Psychologist,* 55(1), 68-78.

＊10 OECD. (2019). *OECD Future of Education and Skills 2030 Conceptual learning framework Concept note: Student Agency for 2030.* http://www.oecd.org/education/2030-project/teaching-andlearning/learning/student-agency/Student_Agency_for_2030_concept_note.pdf（「2030年に向けた生徒エージェンシー」https://www.oecd.org/education/2030-project/teaching-and-learning/learning/student-agency/OECD_STUDENT_AGENCY_FOR_2030_Concept_note_Japanese.pdf）

＊11 小児治験ネットワーク（2019）「同意説明文書・アセント文書——改訂の意図と使い方ガイド」https://www.pctn-portal.ctdms.ncchd.go.jp/content/files/service/pctn_guidance%20on%20ICF%20and%20IAF_190501.pdf

＊12 前掲注2

＊13 日本財団（2023）「こども1万人意識調査報告書」https://www.nippon-foundation.or.jp/who/news/

pr/2023/20230501-88166.html

*14 日本財団（2023）「こども1万人意識調査こども向けレポート」https://kodomokihonhou.jp/news/img/230923.pdf

*15 Hart, R. A. (1992). *Children's Participation: From Tokenism to Citizenship. UNICEF Innocenti Essays, No. 4.* International Child Development Centre of UNICEF.

*16 Hart, R. A. (2008). Stepping back from "The ladder": Reflections on a model of participatory work with children. In: Reid, A., Jensen, B. B., Nikel, J., & Simovska, V. Participation and learning: Perspectives on education and the environment, health and sustainability. Springer. 19-31.

*17 前掲注15

*18 前掲注10

*19 Watts, T. W., Duncan, G. J., Quan, H. (2018). Revisiting the Marshmallow Test: A Conceptual Replication Investigating Links Between Early Delay of Gratification and Later Outcomes. *Psychological Science,* 29(7), 1159-1177.

第7章

子どもの権利に基づいた
ウェルビーイングの実現のために

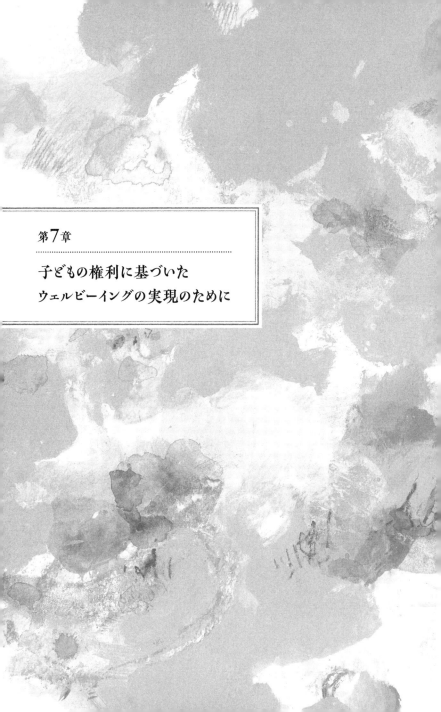

（1）子どもの権利とウェルビーイング

ここまで、読者のみなさんと一緒に、子どものウェルビーイングに必要なことを眺めてきました。この章ではあらためて、子どものウェルビーイングとは何か、そのために必要なことは何かについて、子どもの権利の視点から考えてみます。

本書ではまず、そもそもなぜ子ども時代が、ライフコースを通したウェルビーイングにとって要となるのかを概観しました。生物学的に、子どもの脳はその時期にしかないダイナミックな発達をしています。また、疫学的にも、子ども時代の体験は将来にわたって心身・社会的に大きな影響を与え続けることがわかっています。虐待・ネグレクトや家庭内の機能不全など子ども時代の逆境的な体験は将来の心身・社会的な健康や寿命にまで影響を及ぼすことが知られている一方で、子ども時代のポジティブな体験や関係性、特に周囲の人との保護的で継続的な関係性は、逆境の有無にかかわらず将来のウェルビーイングな状態につながるというエビデンスも多く出てきています。

このようにして、子ども時代はさまざまな経路でその瞬間からライフサイクルを通して影響を与え続けるのですが、そもそも子どもたちのいま、あるいは将来にわたっての「ウェル」な状態として、わたしたちはどんなことを目指すのでしょうか。ウェルな状態である・いること、すなわち「ウェルビーイング」はさまざまに定義されていますが、わたしは、ウェルビーイングは「こころや身体や周りとの関係、社会の中での自分の存在が、その人にとってちょうど心地よい状態、または、そこに向かうプロセスのこと」を指しているととらえています。

子どものウェルビーイングを構成するものには物質的な充足や環境の安定などの客観的な要因と、自分がどう感じるかという主観的な要因があり、子どもの場合には特にその双方をバランスよく評価していくことが重要です。また、子どものウェルビーイングは子ども一人で成り立つものではなく、エコロジカルモデルと呼ばれる、子どもとそれを取り巻くさまざまな要素の相互作用のもとに成り立っています。つまり、子どもを取り巻く、家族や養育者や友人、先生などの直接的な関係性、家庭や学校、園などの環境、地域社会、国の政策、文化、社会情勢、さらにはより大きな宇宙の流れなどの相互作用によって、子どもの世界はかたちづくられているのです。このように、ライフコースとエコロジカルの視点、つまり時間的・空間的に子どもの育ちを立体的にとらえることが、子どものウェルビーイングにつながるのだと思います。

さらに本書では、子どもの育ちの重要な要素である、アタッチメント、神経発達、そしてトラウマについて話題を進めました。充足した環境のもと、主な養育者との安定したアタッチメントを形成することが、子どもたちが自分や社会への信頼感を持って生きていく土台となり、子どもたちが安定した自己感を持って自分の心身の状態を感じ、調整し、他者との関係性の中で社会性を育んでいくことにつながります。また、子どもたちの発達を考えるうえでは、環境と神経の発達の関係性や、生まれ持った神経発達の方向やあり方の特徴についても押さえておくことが重要です。

さらに、子ども時代のトラウマは、子どもたちの心身・社会的な発達にさまざまな影響を与えます。本書ではトラウマインフォームド・ケアについて読者のみなさんと共有し、「問題行動」のように見えるものの向こうを眺めることで、子どもたちの行動や状態を「コミュニケーション」ととらえ、その背景やストーリーに思いを馳せ、そのときに最善であった適応の努力の延長であると考える視点を提示しました。アタッチメント、トラウマ、発達の特徴はそれぞれがとても複雑に関係しあっていて、何かが単独で影響をしているということはあまりないように思います。どこかに原因を探すよりも、その子どもと周囲のストーリーの中で、この三者が周囲のエコシステムと総合してどのように関連しあっているかを考えることが重要であると感じます。また、子どもにかかわるわたしたちは誰でも、自分も傷ついたり疲れたりすることがあり、それを自然に起きうることとして周囲と話し合うことができたり自分や他者をケアしたりできたりする文化の重要性についても触れました。

こうした視点で見ると、子どものこころの健康についても、これまでとは少し違った視点が見えてくるかもしれません。こころの健康は、ウェルビーイングの重要な構成要素の1つであり、包括的にウェルでいるためのソースであるとも言えます。こころの健康はいわゆる「精神的な病気」があるかないかではなく、「自然なこころの揺らぎがありながらもちょうどいい状態に戻ることができること」を指します。すべての子どもが、こころの健康についてより予防的な視点から知ることができ、自分のこころの変化やそれに影響を与える周囲の要素とうまく付き合っていく方法を、社会全体で考えたいと思います。

本書はここから、レジリエンスや子どもの持つ力へと視点を転換しました。特に、レジリエンスは個人の要因や気質だけではなく、周囲との関係性や環境の要素の中で立ち現れてくる動的なものであることを書きました。その流れで、子どもの力を支えることとして日常的にできる具体的なことと、「子どもの声を聴く」ことについて注目しました。子どもの声を聴くことが、最近の政治の流れの中でにわかに盛り上がっているいまだからこそ考えたい、子どもの声を聴くことの本当の意味について考察しています。つまり、子どもの声を聴く営みは、基本的な人権としての意見表明と参画の権利、子ども時代のポジティブな関係性や体験の側面、自己感の安定した形成に、強く関連しているということです。さらに、子どもの視点でこの世界をとらえ、対話することの意義についても言及しました。「本当に聴くとは何か」をいつも意識して、言語・非言語の声を聴く環境を整備し、実際にさまざまな方法で聴き、それを子どもにそして社会に還していきたいと思います。

ここで、ここまで書いてきたことを、子どもの権利の視点から眺めてみたいと思います。あらためて、子どもの権利条約の内容を振り返ります。

1989年に国連で採択され、1994年に日本も批准した子どもの権利条約は、子どもを権利を持つ主体として、大人とも共通する基本的な人権を定めると同時に、成長発達の過程にある子どもへの特有の配慮や保護がなされるようにさまざまな権利を定めています。子どもは権利の保有者であり、それを守るのは大人の義務です。権利は生まれながらに持っているものであり、義務と引き換えに与えられるものではないことも、子どもの権利を考えるうえでの大切な柱です。

子どもの権利条約では、子ども時代のさまざまな体験について、心身とも安心して安全に生きる・育つことのできる環境や、親・養育者を中心として子どもにとって適切な養育がなされること、学ぶことや遊ぶことが十分に保障され、周りの人とつながったり、情報を得たり、自由に意見を表明して参画したりすることが明示されています（図表7－1）。そのうち、

図表 7-1　子どもの権利条約

1　子どもの定義	2　差別の禁止	3　子どもにもっともよいことを
4　国の義務	5　親の指導を尊重	6　生きる権利・育つ権利
7　名前・国籍を持つ権利	8　名前・国籍・家族関係が守られる権利	9　親と引き離されない権利
10　別々の国にいる親と会える権利	11　よその国に連れさられない権利	12　意見を表す権利
13　表現の自由	14　思想・良心・宗教の自由	15　結社・集会の自由
16　プライバシー・名誉の保護	17　適切な情報の入手	18　子どもの養育はまず親に責任
19　あらゆる暴力からの保護	20　家庭を奪われた子どもの保護	21　養子縁組
22　難民の子ども	23　障害のある子ども	24　健康・医療への権利
25　施設に入っている子ども	26　社会保障を受ける権利	27　生活水準の確保
28　教育を受ける権利	29　教育の目的	30　少数民族・先住民の子ども
31　休み・遊ぶ権利	32　経済的搾取・有害な労働からの保護	33　麻薬・覚せい剤などからの保護
34　性的搾取からの保護	35　誘拐・売春からの保護	36　あらゆる搾取からの保護
37　拷問・死刑の禁止	38　戦争からの保護	39　被害にあった子どもの回復と社会復帰
40　子どもに関する司法	41　子どもにとって最もよい法律	42　条約の広報
43－45　条約のしくみ		

図表 7-2　子どもの権利条約の 4 つの原則

第 2 条）差別の禁止（差別のないこと） すべての子どもは、子ども自身や親の人種や国籍、性、意見、障害、経済状況などどんな理由でも差別されず、条約の定めるすべての権利が保障されます。
第 3 条）子どもの最善の利益（子どもにとって最もよいこと） 子どもに関することが決められ、行われる時は、「その子どもにとって最もよいことは何か」を第一に考えます。
第 6 条）生命、生存及び発達に対する権利（命を守られ成長できること） すべての子どもの命が守られ、もって生まれた能力を十分に伸ばして成長できるよう、医療、教育、生活への支援などを受けることが保障されます。
第 12 条）子どもの意見の尊重（子どもが意味のある参加ができること） 子どもは自分に関係のある事柄について自由に意見を表すことができ、おとなはその意見を子どもの発達に応じて十分に考慮します。

出典）日本ユニセフ協会「子どもの権利条約の考え方」*1 より筆者作成。

差別の禁止、子どもの最善の利益、生存と発達の権利、意見表明とその尊重を4つの柱として（**図表7−2**）、すべての子どもが、どんな状況でも自分の意見を表し社会に参画していきながら、健やかな生存と発達を保障され、その最善の利益が保障されることを謳っています。

まさに子ども時代のポジティブな環境と体験とが、子どもの基本的な権利として保障されているのです。反対に、子どもはあらゆる暴力、拷問や戦争による被害、経済的な搾取や性的な搾取などを受けることはありません。もしも親による養育が困難である場合やさまざまな心身・社会的な困難がある場合には適切に保護されて生活を保障されることも明記されており、逆境的な体験やトラウマが予防できるよう・あるいは起きたとしても安心で安全な生活ができることの保障が明文化されています。

　また、これは逆境的な体験ともつながりますが、すべての子どもは差別を受けることなく公平に権利が保障され、こうした権利は、難民や移民、少数民族や先住民、施設で生活していたり障害を持っていたりする子どもにも当然享受されることが書かれています。アタッチメントについては、子どもの権利条約に謳《うた》われているすべての権利が保障されている状態では（例えば、経済的に安定していて、障害があっても十分なサポートを得られ、養育者を支える仕組みがあり、社会が子どもの権利を等しく保障することを理解している）、アタッチメントが安定しやすくなると言えるでしょう。また、適切な医療やメンタルヘルスについての教育を受けたり情報が共有されたり、十分な遊びや休息、余暇や芸術へのアクセスを保障されたりすることなど、健康な成長発達に必要な環境の整備も、子どもの権利の大切な要素として明記されています。

　このように、子どもの権利を、エコロジカルモデルのすべての層で保障することができれば、自ずと、子どものウェルビーイングが達成され、子どもたちがそれぞれフローリッシュ（flourish：豊かに咲き誇っている状態や心身ともによい状態であれる）できるということです。子どもの権利は、掲げるためにあるものではありません。これらを丁寧にひとつひとつ実現することがどうして大切なのか、社会全体であらためて共有し、子どもの声を聴きながら達成状況を確かめていくことが求められます。

（2）保護の対象から権利の主体、さらにメインストリームへ

子どもの権利を保障するというとき、子どもたちを「守る」「保護する」という印象を強く持たれる方がいらっしゃるかもしれません。もちろん、子どもは心身・社会ともに発達の途中にあり、さまざまな側面で、十分に保護される必要があります。それが、大人の権利とは別に、子どもの権利を定めている理由でもあります。一方で、20世紀の初めに定められた子どもの権利宣言が子どもを「大人に守られる存在」としてとらえていたのに対し、そこから発展してきた子どもの権利条約は、子どもを単なる保護の対象としてではなく、一人の人格のある主体としてとらえていることが画期的な特徴になっています。

子どもの権利条約の礎を築いた人物として知られる、小児科医のヤシュヌ・コルチャックの言葉[*2]です。

「子どもたちの思考は大人より、少ないとか、貧弱だとか、劣るとかということはない。それは大人の思考とは別のものというだけのことだ。私たち大人の思考においては、イメージは色あせ、古ぼけており、感覚はぼやけて、ほこりにまみれているかのようだ。

一方、子どもたちは知性ではなく、感性で考える。だからこそ、私たちが子どもたちとの共通の言葉を見つけるのがとても難しく、子どもたちと話をする能力ほど複雑な技術はないのだ」

つまり、子どもたちが、その複雑でまぶしいあり方を十分に発揮して主体的に生きることができることの基盤が、子どもの権利の保障なのです。子どもの権利は3つのP、すなわち、Protection（保護）、Provision（条件整備）、Participation（参画）であると言われますが[*3]、特に何らかの不利な状況にある子どもにおいては保護と条件整備が前に立ちがちです。だからこそ、子どもの主体的な参画を重視することが必要なのです。

国際的に、子どもの権利に関しては、2021年ごろから「子どもの権利の主流化（メインストリーム）」が呼びかけられ、2023年には国連事務総長のガイダンスノートが出されました。ここでは、国連のシステムや機関すべてにおいて、子どもの権利を、保護・促進していくための取り組みを進めていくことが明記されています。ここでは、「子どもの権利の主流化」における認識として、以下のことを挙げています[*4]。

（1）子どもは全面的な権利保有者であって、子どもが持つ特有の諸権利のために国連による特有の行動が必要とされること。

(2)子どもは自分自身の生活の専門家であり、国連の行動が十分かつ有効なものとなるためには意味のある子ども参加が必要であること。

(3)子どもは、子どもであるがゆえに、自己の権利の行使および主張に関して固有の障壁に直面すること。

(4)子どもの権利は、国連憲章に掲げられた3本の柱(平和および安全、人権ならびに開発)のすべてにわたる、国連のすべてのアドボカシー活動、政策およびプログラムにとって関連性を有すること。

(5)国連による対外的・対内的なアドボカシー活動、政策およびプログラムは、子どもたちに、大人とは異なる影響を及ぼす可能性があること。

また、そのために、次の行動が必要だとしています。

(1)国連システム全体を通じておよび諸機関の内部において、新たなプロセスおよび手続きならびにすでに設けられているプロセスおよび手続きで、子どもの権利を明示的、組織的かつ持続的な考慮事項とすること。

（2）子どもたちが直面している固有の障壁および課題に対処するための焦点化された介入策をとること。

さらにここでは、さまざまな法律や政策などが子どもの権利に与える影響を事前に予測し、かつ、実際にどのように子どもの権利に影響を与えたのかを評価すること求めています。単に掲げるだけではなくて、評価と改善のサイクルの中にも子どもの権利を主流にしていくこと。これは、さまざまな評価指標と評価と改善の方法について見直すうえでとても大切な視点だと思います。

前述のガイダンスノートの「国連」を、例えば「国」や「地域」や「学校」さらには「周囲の大人」などに置き換えたらどうでしょうか。子ども時代と子どものまなざしている・生きている日常を、子どもに固有のものとして（かつ、子どもと一言にいっても多様であることを前提に）きちんととらえ、直接・間接的に子どもに影響を及ぼしうることすべてにおいて、子どもの権利をメインストリームにしていく。こども家庭庁やこども基本法もそうですが、さらに子どもに限定されないようなさまざまなこと（例えば、企業の活動や気候変動のことなど）において、子どもの権利の視点があることが主流になっていく世界が、もうそこにあるのです。

ここで、第4章のコラムで取り上げた、国の「こどもの心の健康に関する調査研究」に寄せられた子どもの声をもう一度共有します。

「こどもの権利をもっと浸透させてほしい、大人は「権利」と「日常生活」を切り離して考えているからいつになっても子どもたちの実生活に子どもの権利がないのだと思う」

まさに、日常生活の中にいつも子どもの権利の視点がメインストリームとしてあることを、子ども自身が伝えてくれているのです。

注

＊1　日本ユニセフ協会「子どもの権利条約の考え方」https://www.unicef.or.jp/crc/principles/

＊2　塚本智宏（2019）『コルチャックと「子どもの権利」の源流』子どもの未来社

＊3　UN. (2009). *The right of the child to be heard.*（平野裕二訳（2009）「意見を聴かれる子どもの権利」https://www.nichibenren.or.jp/library/ja/kokusai/humanrights_library/treaty/data/child_gc_ja_12.pdf）

＊4　UN. (2023). *Guidance Note of the Secretary-General: Child Rights Mainstreaming.*（平野裕二訳（2023）「国連事務総長ガイダンスノート　子どもの権利の主流化」https://note.com/api/v2/attachments/download/ae6f8858e4ca91c49c8efccfeaa92863）

おわりにかえて――すべての人の中の「子ども」がひびきあう世界へ

生まれ落ちてから、子どもはこの世の中に適応して、いわゆる大人になっていきます。でもわたしはしばしば、この世の中に適応していくのはいいことなのかと、疑問に思うことがあります。

わたしが一緒に暮らしている子どもは、いろいろなことに関心を寄せます。一緒に散歩をすると、あっちの花を触って声をかけ、みみずを見つけて座り込んで観察し、ママにプレゼントするといって石を拾い、鳩を追いかけて朝ごはんを食べたかと尋ね、通りがかりの人に話しかけられて緊張で固まって動かなくなり、ちっとも前に進みません。

わたしは平日が嫌いです。子どもが気づいてアプローチしているさまざまな世界が「時間」という枠にからめとられ、「余計なこと」「いましなくていいこと」になってしまうことが多いからです。毎朝毎朝「遅れちゃうよ」「あと2回やったらやめようね」「いまはこれ置いておこうね」と、子どもが「いま、ここ」で気づいていることにストップをかけ、保育園に時間通りに送り届ける（つまり、ただ自分が仕事に間に合う）というミッションを達成する。でも本当はわたしのこころは、咲いている花に踊ったり、テーブルにこぼれた水を広げたり、天から降ってきた音を口ずさんだりしたいような気がして、身体が反対方向に引っ張られているようです。何かの目的のためではなくて、自分のこころが動くことに正直であること。地球や、宇宙の流れの中で自然に起きているさまざまな事象に感性を開き、アプローチすること。本当はそうしたいのに。その方が落ち着くのに。

でも、「成長」するにしたがって、感性を経験や知識が覆い、その社会での「望ましい」行動や考え方に人々は適応していきます。あきらめること、枠にはまること、時間通りにすること。子どもは最近尋ねます。「あと何分遊べる？」と。経済成長を至上目的とする資本主義社会の中で、効率的に生きるためには、自分の中に本当は存在している感性や衝動を、適応のために鈍化させることが必要なのかもしれません。だからわたしは、第4章でも書いたように、こころの不調がある人に出逢うとき、それがその人の「問題」だとはとても思えないのです。そこに確かにある苦しみは取り除きたいと願いながら、ある意味「鈍化していない」人への敬意と、苦しさの源泉になっているこの世界のあり方について、この目の前の人が、一緒に考える機会をくださっているのだという感覚が、いつもあるのです。

もちろん、子どもによってとらえる世界は異なるし、すべての大人があきらめながらこの社会に適応しているわけではありません。そもそも、さまざまな子どもたちとかかわればかかわるほどに、「子ども」ってなんだろう、とわからなくなります。「子ども」というカテゴリを使うことによって、一定の年齢層の人たちを雑に一括りにしているような気がして、誰かが見えなくなっている心地の悪さを覚えます。さらに、そこには同時に「大人」ってなんだろう、という疑問も湧いてきて、子どもの定義も、大人の定義も、その恣《し》意《い》性の中になんだか溶けていくような気持ちに、ほとんど毎日なっているくらいです。

みんな同じ人間なのです。でも、生まれてから歳を重ね、いろいろなことと出逢い、調整を重ねる中で、宇宙とのつながり方や、感性と経験と知識の割合がさまざまに変化していくのだと思います。歳を重ね続け、この世の中から消えていくときにも、わたしたちは獲得してきたいろいろなものを少しずつ手放しながら、また感性の世界に、あるいは宇宙に近い場所に、還っていくのかもしれません。ただそれだけのことかもしれないのだけれど、「子ども」「大人」というカテゴリによって、こうした「めぐり」は見えにくくなっているように感じます。

わたしは、子どもは「象徴」だと思っています。世界で起こっている「いま、ここ」の輝きをまなざし、それに対して動き、自分たちが生き物として必要なことを知っている存在の象徴。より大きなうねりの中にある（あるいは、わたしたちは所詮《しょせん》うねりの中のかけらでしかない）ことを具現化している存在の象徴。同時に、それが非効率であるとか、マジョリティとは異なるとか、物理的にまだ発達の途中であるという点で、排除されたり軽視されたりしやすい位置にある存在の象徴。

そのいわば「子ども性」は誰しもの中にあるものです。すべての存在の中にあるその「子ども性」を慈しむことは、子ども時代にいる人だけではなく、すべての人にとって、この地球にとって、とても意味のあることだと思います。わたしはもともと平和構築などに関心があって、大検を取って入学した最初の大学の学部は、国際関係学部でした。でも、次第に、平和の源泉は子ども時代にいかに自分と世界に対しての安全感と安心感を持ち、この世の中にウェルでいられることを体感できるかにあるように感じて、子どものこころの健康にかかわる道に進みました。

この書籍の中で、子どもたちがその尊厳と権利を保障されることを土台として、ウェルビーイングな状態であるとはどういうことか、そのためにできることは何か、について書いてきました。そしてその究極の目的は、第一に、子どもたちがその「子ども性」を大切にしながら大人になることができること、そして第二に、大人と言われている人も子どもの視点で世界をまなざすことで、彼らの中にある「子ども性」が呼び覚まされ、共にひびきあうことだと、わたしは感じています。そのプロセスによって、わたしたち誰もが本当は知っている、ウェルビーイングな世界への道すじが、自ずとひらけていくと、こころから信じているのです。

最後に、本書を生み出すプロセスに共にあってくださったみなさまへ、こころよりお礼を述べたいと思います。以前、誰かが「自分の人生というのは自分ではなくて出逢った人やものごとでできている」と言っていたのを思い出します。とても書ききれない多くの支えや対話があるからこそ紡ぎ出された言葉がこうして本になったことを、幸せに思います。

本書を執筆するきっかけをくださり、さまざまな揺らぎも含めて丁寧にサポートを与えてくださった明石書店の深澤さん、いつも人生の意味について考えながら漂い探求しているわたしと一緒にいてくれる大切なパートナーと子ども、わたしを生み大事に育ててくれた家族、人生の苦しい時期に支えてくれた精神科の先生やいろいろな渦中を共に過ごした仲間たち、智慧を分け与えご指導くださる先達の方々や職場・大学の先生方、大好きな友人たち、日々の活動で理念を実現させる過程を共にできる茅ヶ崎や世田谷などの地域のみなさま、ヨガができることとチークリ・ヨガのコミュニティ、言語・非言語のさまざまな方法でいつも大切なことを教え続けてくださる子どもの方々、そして、わたしをその一部として包み込んでくれる地球と大いなる宇宙、ここに書ききれないたくさんのもの・こと・いのちの流れとそのひびきあいに、こころからの感謝と敬意を込めて、本書を閉じたいと思います。

本書を手に取って、最後まで読んでくださり、ありがとうございます。みなさまのきょう一日が、その「子ども性」に彩られた、素敵なものでありますように。

山口　有紗

２０２４年10月

山口有紗（やまぐち・ありさ）
小児科専門医・子どものこころ専門医。
高校中退後、大学入学資格検定に合格し、立命館大学国際関係学部を卒業。約30の国や地域を歴訪。山口大学医学部に編入し、医師免許を取得。東京大学医学部附属病院小児科、国立成育医療研究センターこころの診療部などを経て、現在は子どもの虐待防止センターに所属し、地域の児童相談所などで相談業務に従事している。国立成育医療研究センター臨床研究員、内閣官房こども政策の推進に係る有識者会議委員、こども家庭庁アドバイザーも務める。ジョンズ・ホプキンス大学公衆衛生学修士、英国チークリ・ヨガ認定講師。一児の母。

子どものウェルビーイングとひびきあう
――権利、声、「象徴」としての子ども

2024年11月15日　初版第1刷発行
2025年1月30日　初版第2刷発行

著　者　山口有紗
発行者　大江道雅
発行所　株式会社　明石書店
〒101-0021　東京都千代田区外神田6-9-5
電　話　03（5818）1171
ＦＡＸ　03（5818）1174
振　替　00100-7-24505
https://www.akashi.co.jp/

装丁　谷川のりこ
印刷・製本　モリモト印刷株式会社

（定価はカバーに表示してあります）　ISBN978-4-7503-5852-9